説明できる解剖生理

病態・疾患・アセスメントにつながる！

編著

竹田津 文俊
自治医科大学名誉教授

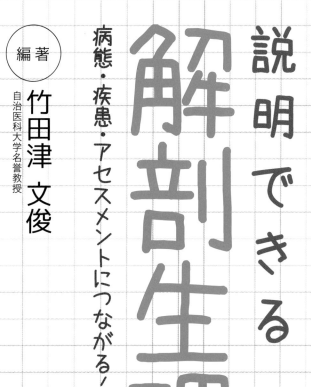
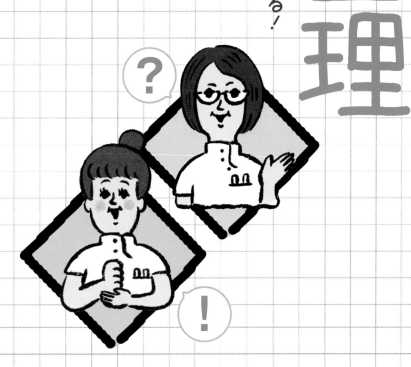

Gakken

説明できる 解剖生理

病態・疾患・アセスメントにつながる！

目次

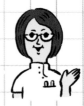
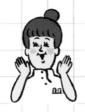

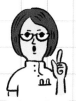
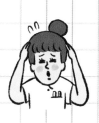
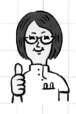
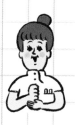

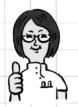 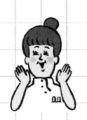 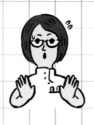 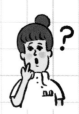

本書の読み方

その1 **A** のフキダシを音読する 　難易度 ★ ★ ★

本書を最初から順番に読んでいき， **A** のフキダシのところは，声に出してゆっくり読みましょう.

➡ 声に出して繰り返し読めば次第に覚えられて，理解できます!

その2 **A** のフキダシを隠しながら読む 　難易度 ★ ★ ★

本書を最初から順番に， **Q** に対する答えを考えながら読んでいきます. このとき， **A** のフキダシは手で隠しておき，読んだ文章やイラストをもとに， **Q** の答えを自分の言葉で言ってみましょう. 言えたら手をどかして，答え合わせをします.

➡ 答えは一言一句同じでなくて OK!　自分の言葉で説明しようとすることが大切です.

その3 **Q** の答えを，最初から自分の言葉で言ってみる 　難易度 ★ ★ ★

 Q に対する答えを，最初から自分の言葉で言ってみましょう. 自分なりに説明ができたら，本文を順番に読んでいき，自分がきちんと理解して説明できたかを確認しましょう.

➡ その1，その2で練習をしてから，ステップアップしていくとよいでしょう.

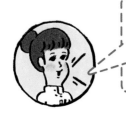

「先生役」と「学生役」に分かれて，友達同士で練習するのもよし……

「声に出して説明する」代わりに，「文章に書いてみる」のもよし……

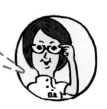

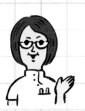 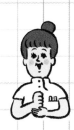 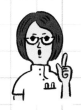 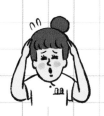

著者略歴

竹田津 文俊（たけたづ ふみとし）　医学博士

1978年　自治医科大学医学部卒業

　　同年　大分県技術吏員として大分県庁環境保健部医務課，大分県立病院において臨床研修

1980年　大分県立療養所三重病院第一内科医師として勤務

1983年　大分県清川村国民健康保険直営診療所所長として勤務

1988年　大分県庁環境保健部医務課課長補佐として勤務

　　同年　大分県庁環境保健部退職

　　同年　東京大学大学院医学系研究科博士課程入学

1991年　スウェーデン　ウプサラ大学　ルードビッグ癌研究所に留学

　　同年　東京大学大学院医学系研究科博士課程修了

　　同年　スウェーデン　ウプサラ大学　ルードビッグ癌研究所留学より帰国

　　同年　自治医科大学総合医学第1講座（自治医科大学附属大宮医療センター血液科）講師

1999年　自治医科大学看護短期大学看護学科教授

2002年　自治医科大学看護学部教授

2012年　公益社団法人地域医療振興協会

2019年　自治医科大学名誉教授

編集担当：増田和也

表紙・カバーデザイン：柴田真弘

DTP：工藤美奈子

表紙・本文イラスト：てぶくろ星人

本文イラスト：日本グラフィックス

LESSON 1 血管を説明しよう

❶ 血管の構造について説明しよう!

Q 動脈・静脈・毛細血管は,どのような構造をしていますか?

❷ 血管の機能について説明しよう!

Q 動脈系血管と静脈系血管には,どのような機能がありますか?

❸ 血液の流れについて説明しよう!

Q 体循環と肺循環とは何ですか?

Q 全身の動脈と静脈はどのように走行していますか?

Q 胃,小腸,大腸への血液はそれぞれどのように流れていますか?

Q 腎臓への血液はどのように流れていますか?

Q 心臓から脳への血液はどのように流れていますか?

LESSON 1 血管を説明しよう

{
血管とは，血液を体内各所に運び，

循環させる管のことです．
}

1 血管の構造について説明しよう!

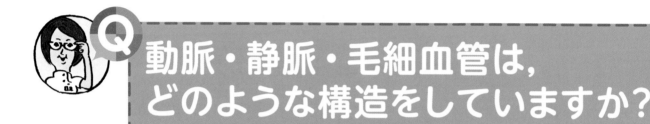

**Q 動脈・静脈・毛細血管は，
どのような構造をしていますか?**

■**動脈の構造**

　動脈は心臓から末梢各組織に血液を送る血管です．血管は輪状構造をしており，その内側の**内腔**を血液が流れています．血管壁は三層構造で，内側の層から順に**内膜**，**中膜**，**外膜**とよばれます．

　内膜の表面には**内皮細胞**があり，中膜は**平滑筋細胞**で構成されています．

　動脈は心臓から血液が送り出されるたびに膨縮を繰り返すため，それに耐えられるように血管壁は強く，また**弾性板**や**平滑筋**によって弾力性に富む血管となっているのが特徴です．

　動脈には，最も太くて弾力の強い「弾性動脈」，それより細い「筋性動脈」「小動脈」「細動脈（毛細血管）」があります．

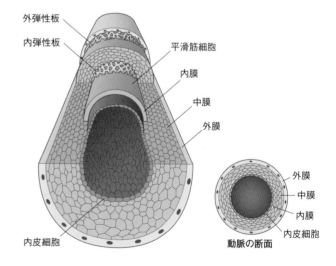

動脈の構造

外弾性板
内弾性板
平滑筋細胞
内膜
中膜
外膜
内皮細胞

外膜
中膜
内膜
内皮細胞

動脈の断面

■静脈の構造

　静脈は末梢から心臓へ血液を戻す血管で，皮下近くを走行する「浅在性静脈」と，組織深く走行する「深在性静脈」に分類されます．深在性静脈は，動脈と並行して走行することから「伴行静脈」ともよばれます．

　静脈の血管壁は，動脈ほど血流の圧力に耐える必要はないため，動脈に比べ薄くなっています．

　また，静脈は動脈のような弾性板をもたず，血液の逆流を防ぐための逆流防止弁（**逆止弁**）をもっています．

　このほかに静脈の血流にとって重要な役割を果たすものとして，下肢では血管を取りまく筋肉の運動（**筋ポンプ**）が，体幹では胸郭を広げて息を吸うと同時に血液も吸い上げる**呼吸ポンプ**などがあります．

静脈の構造

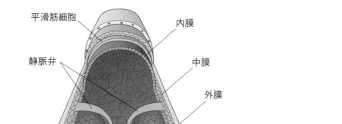

平滑筋細胞　　内膜　　静脈弁　　中膜　　外膜　　内皮細胞

外膜　　中膜　　内膜　　内皮細胞　　静脈の断面

筋ポンプと呼吸ポンプ

【筋ポンプ】下肢の骨格筋が収縮する際に，静脈に外圧を与え，静脈還流を促進させる作用

下肢の静脈血は重力の影響もありうっ血を起こしやすくなっています．適度に歩行することにより筋ポンプ作用がはたらき，下肢に貯留した静脈血が心臓に戻るのが促進されます．

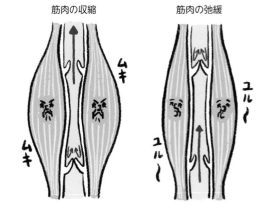

筋肉の収縮　　　　筋肉の弛緩

ムキ　　ユル～　ユル～

【呼吸ポンプ】呼吸時の横隔膜の上下による腹腔内圧の変化で静脈還流を促進させる作用

息を吸うと横隔膜が下がり，胸郭が上がります．同時に胸腔内の容積は増大し，胸腔内圧が下がり（陰圧），下大静脈の内腔を拡張させます．
腹部では，横隔膜が下がったことにより腹壁が引っ張られ腹腔内圧が上昇して下大静脈が圧迫されます．
下肢への血流は静脈の弁によってさえぎられるので，静脈血は腹腔から胸腔に押し出されます．

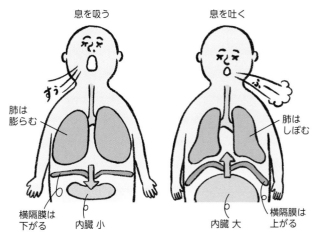

息を吸う　　　　息を吐く

肺は膨らむ　　　　　　　　　肺はしぼむ

すう

横隔膜は下がる　　内臓 小　　　内臓 大　　横隔膜は上がる

■毛細血管の構造

細小動脈から分枝した毛細血管の直径はわずか5～7ミクロン(μ)ですが，この毛細血管壁から全身の組織に酸素や栄養素が供給され，組織中の老廃物との交換が行われています．

毛細血管の壁には小さな孔が開いています．この孔を通じて，血液中の酸素や二酸化炭素，水などの物質を組織の細胞とやり取りしています．毛細血管壁を通じて移動する物質には，酸素や二酸化炭素，水，イオン，尿素，グルコースなどがあります．

毛細血管の壁は，動脈や静脈の三層構造とは異なり，内皮細胞と基底層の二層からなっています．血管壁は薄く，壁の構造によって「連続型毛細血管」(脳や筋肉に存在する)，「有窓性毛細血管」(腎臓，胃などに存在する)などの種類に分けられます．

毛細血管は動脈血の最終地点であり，細小静脈につながり，最終的に心臓へ戻っていきます．

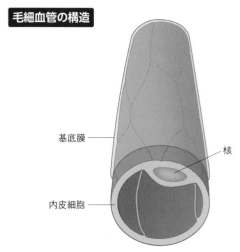

毛細血管の構造

基底膜
核
内皮細胞

血管壁は一層の細胞(内皮細胞)からなる

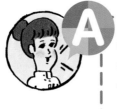

心臓から末梢組織に血液を送る動脈は，厚く弾力性のある三層構造の血管壁をもちます．心臓へ血液を戻す静脈には，逆流防止弁が備わっています．毛細血管の壁には小さな孔があり，血中の酸素などを，組織の細胞とやり取りしています．

知識をリンク！ ｛キャピラリー リフィリング タイム capillary refilling time（毛細血管再充満時間）｝

毛細血管の血流をトリアージに用いるため「capillary refilling time（毛細血管再充満時間）」という手法があります．爪床を5秒間圧迫し，解除後に爪床の赤みが回復するまでの時間を計ります．

回復するまでに2秒以上かかれば「緊急治療群」，2秒未満であれば「循環に関しては問題なし」と判断できます．

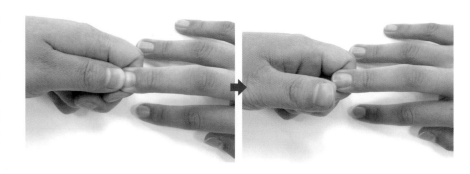

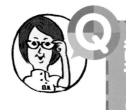

❷ 血管の機能について説明しよう!

Q 動脈系血管と静脈系血管には, どのような機能がありますか?

血管には「**動脈系**」と「**静脈系**」があり, 心臓から出発する血管を「動脈系の血管」, 心臓に戻る血管を「静脈系の血管」といいます. 動脈系と静脈系の血管では, 血管の構造も血液に含まれる物質も異なります.

■動脈特有の機能

動脈系の血管は弾性線維がよく発達しており, 血流の高い圧に対するクッションとしての機能を果たしています. そのなかでも大動脈は最も伸縮性に富み, 心筋収縮による血流の高い圧に対応しています.

■灌流と還流

動脈を流れる動脈血とは, 肺で酸素を十分に取り込んだ新鮮な血液のことで, 体内のそれぞれの臓器に酸素や栄養を運んでいます. これを「灌流(かんりゅう)」といいます. 「灌(かん)」は, 農作物の成長に必要な水を水田にひく「灌漑(かんがい)」の「灌」としても使われている漢字です.

静脈とは, 各臓器から回収した二酸化炭素や老廃物を多く含んだ静脈血を心臓, そして肺へと戻す血管です. 体内の各組織に行き渡り, 役割を終えた血液が静脈を通って心臓に還り, 肺へ流れ込むことを「還流(かんりゅう)」とよびます.

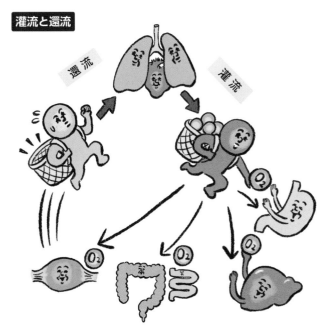

灌流と還流

必要な酸素や栄養素を運んでいるので「灌」という字です. 静脈は酸素や栄養素を身体に行き渡し, 肺に戻ってくるので「還」という字です!

A 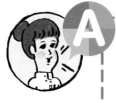 動脈系の血管は, 全身に新鮮な血液を送り, 臓器に酸素や栄養を運ぶ「灌流」を担います. 静脈系の血管は, 役割を終えた血液を心臓・肺へと還す「還流」を担います.

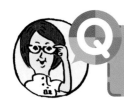

3 血液の流れについて説明しよう!

Q 体循環と肺循環とは何ですか?

■体循環と肺循環

血液の流れには,「**体循環**」と「**肺循環**」があります.

体循環は,左心室を出た血液が大動脈に始まる血管を流れ,徐々に細い小動脈・毛細血管(そこで組織を栄養する),そして小静脈を経て太い大静脈となり,右心房へ還る血管系です.

肺循環は,右心室から肺に向かい,肺毛細血管で**ガス交換**(外呼吸)をして左心房に戻る血流のことをいいます.

体循環・肺循環の血液循環を支えるのが心臓です.心臓は,循環の駆動ポンプの役割を果たしています.

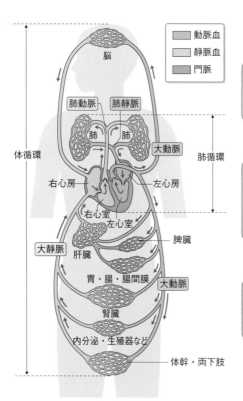

体循環と肺循環

- 動脈血
- 静脈血
- 門脈

脳
肺動脈　肺静脈
肺　肺
大動脈
体循環　肺循環
右心房　左心房
右心室
左心室
大静脈　脾臓
肝臓
胃・腸・腸間膜　大動脈
腎臓
内分泌・生殖器など
体幹・両下肢

①体内をめぐった血液は,上・下大静脈から右心房に還り,右心室から肺動脈に送られます.

②肺でガス交換を行い,酸素の少ない静脈血から酸素の多い動脈血に代わり,肺静脈から左心房に戻ります.

③その後,左心室,大動脈を経て全身に送られ,酸素や栄養分を供給します.

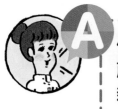

A 体循環とは,左心室から出た血液が,各組織を栄養し,静脈から右心房へと戻る血管系です.肺循環とは,右心室から肺へ入った静脈血が,新鮮な動脈血として肺静脈から左心房へ流れ込む血管系です.

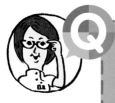

全身の動脈と静脈はどのように走行していますか?

全身の動脈と静脈の走行

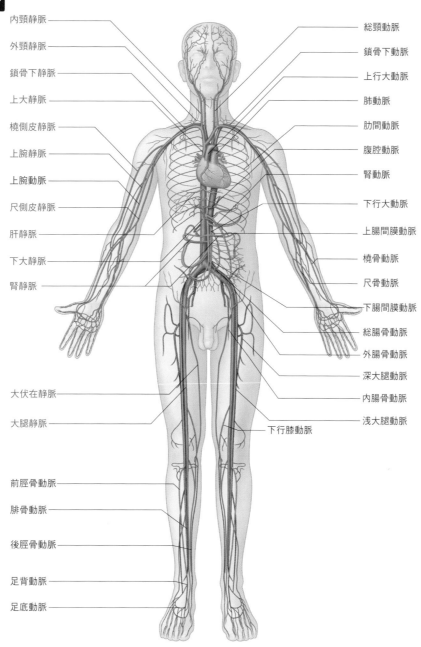

内頸静脈
外頸静脈
鎖骨下静脈
上大静脈
橈側皮静脈
上腕静脈
上腕動脈
尺側皮静脈
肝静脈
下大静脈
腎静脈

総頸動脈
鎖骨下動脈
上行大動脈
肺動脈
肋間動脈
腹腔動脈
腎動脈
下行大動脈
上腸間膜動脈
橈骨動脈
尺骨動脈
下腸間膜動脈
総腸骨動脈
外腸骨動脈
深大腿動脈
内腸骨動脈
浅大腿動脈

大伏在静脈
大腿静脈

下行膝動脈

前脛骨動脈
腓骨動脈
後脛骨動脈
足背動脈
足底動脈

動脈の走行

肺で十分な酸素を得た新鮮な動脈血は，心臓に戻り，心臓の拍動によって**上行大動脈**に押し出されます．上行大動脈のすぐ先には**大動脈弓**があり，そこから頭部や腕部に向かう動脈と，体幹の方に向かう動脈に分岐します．

■頭部・腕へ向かう動脈

大動脈弓から分岐する**腕頭動脈***は，頭部へ向かう**右総頸動脈**と，腕のほうへ向かう**右鎖骨下動脈**に分かれ，右腕の上腕動脈へと続きます．**左総頸動脈**と**左鎖骨下動脈**は，大動脈弓から**直接分岐**します．**左総頸動脈**は頭部に向かい，**左鎖骨下動脈**は左腕のほうへと向かいます．

*腕頭動脈：大動脈弓から最初に分枝する動脈で，右に１本しか存在しない．

■体幹へ向かう動脈

一方，体幹（下部）へ向かう大動脈である**下行大動脈**は，胸部においては「**胸部大動脈**」とよばれ，横隔膜を過ぎると「**腹部大動脈**」へと呼称が変わります．胸部大動脈は食道や気管支など

を栄養するために，腹部大動脈は胃，脾臓，肝臓，腸，腎臓などの臓器を栄養するために，それぞれ分かれていきます．

■下肢へ向かう動脈

大動脈は，骨盤内で左右の脚に分かれ，末梢へと続いていきます．それぞれの動脈は分岐を繰り返してさらに狭い細動脈となり，最終的には網の目のような毛細血管となります．毛細血管から各組織へ酸素や栄養を供給した血液は，二酸化炭素や老廃物を吸収し，静脈血となって細静脈に入り，心臓，そして肺へと送られます．

静脈の走行

細静脈は合流しながら太くなり，**上・下大静脈**に集まって右心房に還ります．

両脚の大腿静脈や各臓器から出る静脈は骨盤内で**下大静脈**に，頭部や両腕の静脈は**上大静脈**にそれぞれ合流します．上・下大静脈は通常は体の右側を走行し，右心房に還ります．

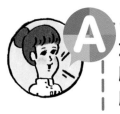

左心室から出た上行大動脈は，大動脈弓で頭部や腕に向かう腕頭動脈・左総頸動脈・左鎖骨下動脈と，体幹へ向かう大動脈に分岐します．胸部・腹部を経た大動脈は，骨盤内で左右の脚を流れる動脈に分かれます．
毛細血管を経て静脈となった血管は，合流して太くなっていきます．両脚の大腿静脈は骨盤内で合流し，下大静脈となり，心臓へと還ります．各臓器から出る静脈も，下大静脈に合流します．

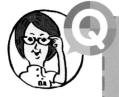

胃, 小腸, 大腸への血液はそれぞれどのように流れていますか?

消化管への血流は, 左心室から大動脈弓, 胸部大動脈を経て, **腹部大動脈**から始まります. 腹部大動脈からは**腹腔動脈**が分岐しています. この腹腔動脈は, 胃を栄養する**左胃動脈**, 肝臓・胆嚢・膵臓を栄養する**総肝動脈**, 脾臓に向かう**脾動脈**に分かれていきます.

小腸を栄養するのは, 腹腔動脈のすぐ下で腹部大動脈から分岐する**上腸間膜動脈**です. また, その下流では大腸を栄養する**下腸間膜動脈**が分岐しています.

■胃への血流, 胃から肝臓への血流

腹部大動脈から腹腔動脈が分岐し, さらに腹腔動脈から胃を栄養する胃動脈と肝臓や胆嚢・膵臓を栄養する総肝動脈が分岐します. 胃からは胃静脈が出ており, 血液は胃静脈から**門脈***を通って肝臓へと入っていきます.

*門脈：上腸間膜静脈, 下腸間膜静脈が合流してできている血管. このほか, 胃からの静脈, 食道からの静脈も合流している.

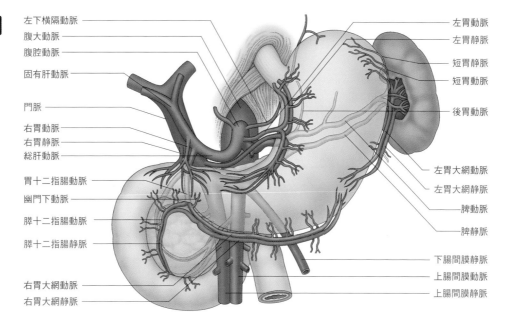

胃の血管

左下横隔動脈
腹大動脈
腹腔動脈
固有肝動脈
門脈
右胃動脈
右胃静脈
総肝動脈
胃十二指腸動脈
幽門下動脈
膵十二指腸動脈
膵十二指腸静脈
右胃大網動脈
右胃大網静脈

左胃動脈
左胃静脈
短胃静脈
短胃動脈
後胃動脈
左胃大網動脈
左胃大網静脈
脾動脈
脾静脈
下腸間膜静脈
上腸間膜動脈
上腸間膜静脈

■小腸への血流, 小腸から肝臓への血流

腹部大動脈から腹腔動脈が分岐した部分よりも下部で, 上腸間膜動脈が分岐します. **上腸間膜動脈**は, **小腸全体を灌流・栄養**します. 小腸から出る上腸間膜静脈は門脈へと続き, 血液は肝臓へと入っていきます.

上腸間膜動脈を通る動脈血は, 小腸を灌流・栄養すると同時に, 小腸で吸収された栄養分(ブドウ糖, アミノ酸など)を携えて, 今度は**静脈血**として**上腸間膜静脈**, **門脈**を通って肝臓の中に入っていきます.

■大腸への血流，大腸から肝臓への血流

　上腸間膜動脈が分岐したところより下部で，腹部大動脈から下腸間膜動脈が分岐します．この**下腸間膜動脈**は，**大腸全体を灌流・栄養**します．下腸間膜動脈を通ってきた動脈血は大腸に酸素などを供給すると同時に，大腸で吸収された栄養分（水や電解質）を携え，今度は**静脈血**として**下腸間膜静脈**，それに連なる**門脈**を通り，肝臓の中に入っていきます．

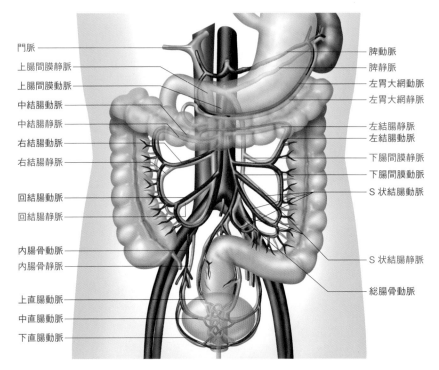

大腸の血流

（左側ラベル）	（右側ラベル）
門脈	脾動脈
上腸間膜静脈	脾静脈
上腸間膜動脈	左胃大網動脈
中結腸動脈	左胃大網静脈
中結腸静脈	左結腸静脈
右結腸動脈	左結腸動脈
右結腸静脈	下腸間膜静脈
回結腸動脈	下腸間膜動脈
回結腸静脈	S状結腸動脈
内腸骨動脈	S状結腸静脈
内腸骨静脈	総腸骨動脈
上直腸動脈	
中直腸動脈	
下直腸動脈	

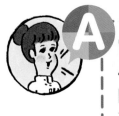

A 胃への血液は左胃動脈から流れ込み，胃静脈を通って肝臓へ入ります．小腸への血液は上腸間膜動脈から流れ込み，上腸間膜静脈を通り，門脈を経て肝臓へ入ります．大腸への血液は下腸間膜動脈から流れ込み，下腸間膜静脈を通り，門脈を経て肝臓へ入ります．

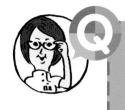

Q 腎臓への血液は どのように流れていますか?

腎臓への血流は，腹部大動脈から分岐した左右の腎動脈より始まります．腎動脈は腎臓の中へ伸びており，徐々に細くなって糸球体へと至ります．糸球体に入る動脈を「**輸入細動脈**」，糸球体から出る動脈を「**輸出細動脈**」といいます．

糸球体を出た輸出細動脈はさらに細くなり，毛細血管，静脈へと連なっていきます．静脈は徐々に合流して太くなり，腎静脈として腎臓の外に出ていきます．左右の腎静脈は**下大静脈**に合流し，右心房へと還っていきます．

血液が腎臓，とくに糸球体を通過するプロセスにおいて，尿が生成されます（詳細は，LESSON6 腎・泌尿器 p.72を参照）．

腎臓

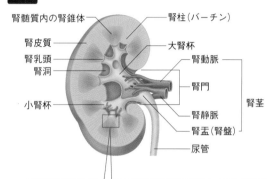

腎臓の動静脈

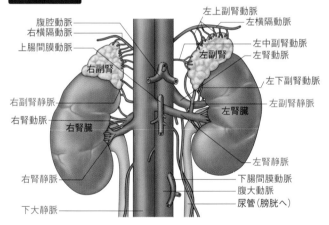

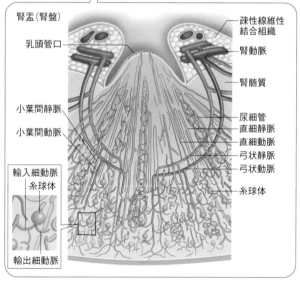

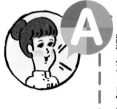

A 動脈血は，腎動脈を通って腎臓に入り，輸入細動脈から糸球体へ至ります．糸球体から出る輸出細動脈は，分岐して細い動脈となり，毛細血管を経て静脈となります．腎静脈として腎外へ出た血管は，下大静脈と合流して心臓へ還ります．

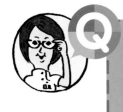

Q 心臓から脳への血液は どのように流れていますか？

■心臓から脳へ向かう動脈

大脳への血流は，左心室から続く大動脈より始まります．大脳を灌流・栄養する動脈は，大動脈・総頸動脈から分岐した**左右の内頸動脈**と，左右の鎖骨下動脈より分岐した**左右の椎骨動脈**の合計4つの動脈です．右の内頸動脈と鎖骨下動脈は，腕頭動脈から同じ分岐部において分かれます．

■脳内動脈の走行
●内頸動脈系

心臓を出た血管は，大動脈弓から分岐した内頸動脈として頭蓋内に入り，**中大脳動脈**となります．中大脳動脈からは**前大脳動脈**が分岐します．前大脳動脈は**前交通動脈**を介して反対側の前大脳動脈と連絡しています．また中大脳動脈は，**後交通動脈**を介して同側の**後大脳動脈**と連絡しています．

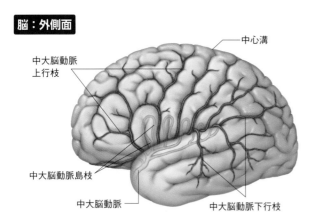

脳：外側面

- 中心溝
- 中大脳動脈上行枝
- 中大脳動脈島枝
- 中大脳動脈
- 中大脳動脈下行枝

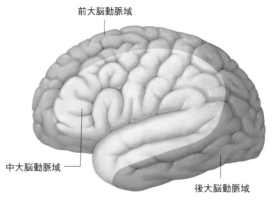

- 前大脳動脈域
- 中大脳動脈域
- 後大脳動脈域

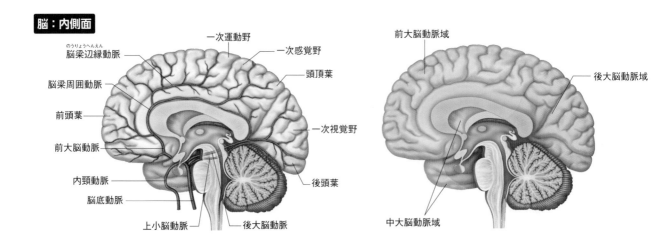

脳：内側面

- 脳梁辺縁動脈（のうりょうへんえん）
- 脳梁周囲動脈
- 前頭葉
- 前大脳動脈
- 内頸動脈
- 脳底動脈
- 上小脳動脈
- 一次運動野
- 一次感覚野
- 頭頂葉
- 一次視覚野
- 後頭葉
- 後大脳動脈

- 前大脳動脈域
- 後大脳動脈域
- 中大脳動脈域

●椎骨動脈系

鎖骨下動脈より分岐した左右の**椎骨動脈**は，橋前面で合流し**脳底動脈**（のうてい）となり，大脳に入り**左右の後大脳動脈**となります．

後大脳動脈は後交通動脈を介して同側の中大脳動脈と連絡しています．

●ウイリス動脈輪

脳内動脈の特徴は，左右の前大脳動脈，前交通動脈，左右の内頸動脈，左右の中大脳動脈，左右の後交通動脈，左右の後大脳動脈より構成される脳血管の輪，**ウイリス動脈輪**の存在です．このウイリス動脈輪が**側副血行路**（そくふくけっこうろ）*の役割を果たします．

*側副血行路：主要な血管に閉塞が生じたとき，血流を保つために自然に発達してくる血液の通り道のこと．

■ 脳の静脈の走行

脳組織を灌流した動脈は，毛細血管を経て静脈となります．大脳の静脈は脳表面の**浅静脈**と，脳深部をめぐる**深静脈**があります．深静脈は硬膜近くを走行する**静脈洞（硬膜静脈洞）**を経て，内頸静脈に至ります．

脳表面上半部からの静脈は，**上矢状静脈洞**（じょうやじょう）につながり，**S状静脈洞**から**内頸静脈**へと連なって心臓へ還ります．

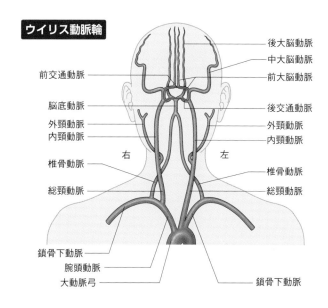

ウイリス動脈輪

- 後大脳動脈
- 中大脳動脈
- 前大脳動脈
- 後交通動脈
- 外頸動脈
- 内頸動脈
- 椎骨動脈
- 総頸動脈
- 鎖骨下動脈

- 前交通動脈
- 脳底動脈
- 外頸動脈
- 内頸動脈
- 椎骨動脈
- 総頸動脈
- 鎖骨下動脈
- 腕頭動脈
- 大動脈弓

右　　左

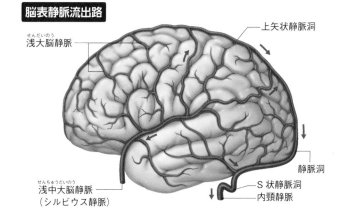

脳表静脈流出路

- 浅大脳静脈（せんだいのう）
- 上矢状静脈洞
- 静脈洞
- S状静脈洞
- 内頸静脈
- 浅中大脳静脈（せんちゅうだいのう）（シルビウス静脈）

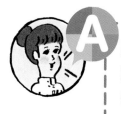

A 脳は，心臓からの血液は左右の内頸動脈と椎骨動脈に送り出され，脳はこれらにより栄養されます．静脈となった血管は，脳の表面と深部の静脈（洞）に連なり，内頸静脈から心臓へ還ります．

■血圧とは？

心臓が収縮と拡張というポンプ運動を繰り返すことで，血液は全身を循環します．このとき，送り出された血液が血管壁に及ぼす圧力のことを「血圧」といいます．

血圧は，動脈にも静脈にも存在します．ただし，臨床的に「血圧」と称されるのは，動脈における圧のことです．

全身を循環する血流の始まりは左心室です．左心室は，収縮と拡張というポンプ運動を繰り返すことにより血液を送り出しています．左心室が収縮するときの圧力を「**収縮期血圧**」，拡張するときの圧力を「**拡張期血圧**」とよびます．

【収縮期血圧】

心臓が収縮するときの血圧で，心臓から送り出される血液量が増えるときに，血管にかかる圧力は高くなります．このときに心臓から送り出される血液量のことを「心拍出量」といいます．

【拡張期血圧】

心臓が膨らんだ（拡張した）ときの血圧で，心拍出量は減少し，血圧は低くなります．

■体位による血圧の変化

急に立ち上がったりしたときや起き上がったときに，いわゆる「立ちくらみ」を経験することは少なくありません．これは血圧の変化が原因です．

仰臥位から立位になると，重力の影響を受けて，仰臥時より多くの血液が静脈に滞ります．これは心臓へ還る血液量（静脈還流量）の低下を意味します．

心臓へ還る血液量が減ると，心拍出量と心拍数（脈拍）は低下します．心拍出量の低下を放置すれば血圧が低下してしまうため，末梢の動脈は収縮し，全末梢血管抵抗を増大させることで血圧を上げようとします．

このとき，収縮期血圧は心拍出量の低下を反映して低下しますが，拡張期血圧は全末梢血管抵抗の増大を反映して上昇します．この収縮期血圧の低下と拡張期血圧の上昇により，脈圧は小さくなり，脈は微弱になります．

低下した心拍出量を補うために，心拍数（脈拍）が増加します．仰臥位から立位になったことで低下した収縮期血圧を元に戻そうと，全末梢血管抵抗も増大します．全末梢血管抵抗が増大すると，血液は流れにくくなるため，これに対抗するように心拍数（脈拍）も増加します．

さらに，仰臥位から立位になると，静脈だけでなく，低い位置にある動脈にも多くの血液が集まるようになります．これも静脈還流量の低下を助長します．これにより，立ちくらみが起きます．

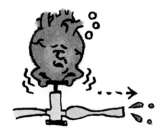

心拍出量↓＝血圧↓

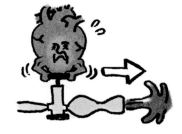

心拍出量↑＝血圧↑

知識をリンク！ { 血管の病気 }

血管に何らかの病変が生じると，血管の構造や血液循環にも異変が生じ，ときには生命にかかわることもあります．ここでは，代表的な血管の病気の基礎知識を解説します．

●動脈硬化

動脈硬化とは，動脈壁の内側（内膜）が肥厚し，動脈の中膜（弾性線維や平滑筋細胞からなる）が変性して，本来動脈壁がもっている弾力性が減退するとともに，石灰沈着などによる硬化が生じた状態を指します．

動脈硬化には，アテローム性（粥状）動脈硬化，中膜硬化，細動脈硬化があります．

●大動脈瘤

大動脈瘤は，何らかの原因により大動脈壁の一部が脆弱になり，その部位の血管内腔が風船を膨らませたように外側へ拡張・突出した状態をいいます．

大動脈瘤は，動脈硬化によって引き起こされることが多いです．

大動脈瘤

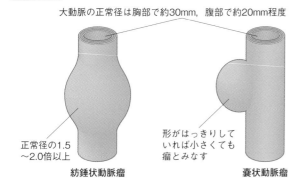

大動脈の正常径は胸部で約30mm，腹部で約20mm程度

正常径の1.5〜2.0倍以上 紡錘状動脈瘤

形がはっきりしていれば小さくても瘤とみなす 嚢状動脈瘤

●大動脈解離

大動脈解離とは，大動脈の内膜に亀裂が入り，そこを入口部（エントリー）として中膜内に血液が流入し，中膜が裂けて動脈が2つに解離した状態をいいます．

解離腔（偽腔）に流入した血液は，再び下方の内膜に亀裂を作り，そこを出口部（リエントリー）として大動脈内腔（真腔）へ再流入することもあります．また，解離腔に入った血液が凝固して血栓となることもあります．

大動脈解離

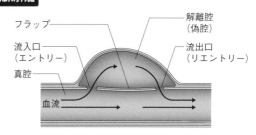

フラップ　解離腔（偽腔）
流入口（エントリー）　流出口（リエントリー）
真腔
血流

中腔が裂け，血液が流入し，中膜が2層になる

●肺血栓塞栓症

たとえば下肢の腓骨静脈にできた血栓が何らかの原因で剥がれ血流に乗り，大腿静脈→腸骨静脈→下大静脈→右心房→右心室と流れ，肺動脈を経て最後に肺の毛細血管に到達します．このとき，仮に大きな血栓が流れてしまうと，一気に肺動脈の主幹を閉塞させてしまい，肺への血流が遮断され，急激かつ致死的な呼吸不全に陥ることになります．

肺血栓塞栓症のメカニズム

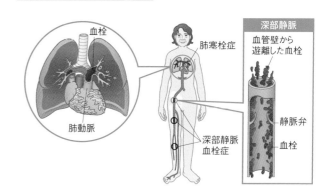

血栓
肺寒栓症
肺動脈
深部静脈血栓症
深部静脈
血管壁から遊離した血栓
静脈弁
血栓

MEMO

LESSON 2 心臓を説明しよう

① 心臓の構造について説明しよう!

Q 心臓はどのような構造をしていますか?

② 心臓の弁の構造を説明しよう!

Q 心臓の4つの弁はどのような構造をしていますか?

③ 心臓の役割を説明しよう!

Q 心臓はどのように血液を循環させているのですか?

④ 心臓に出入りする血管と血流を説明しよう!

Q 心臓にはどんな血管が出入りし,血液はどのように流れていますか?

Q 心臓を栄養している血管は?

⑤ 心臓が規則的に動くしくみを説明しよう!

Q 心臓が規則正しく動く(拍動している)のはなぜですか?

Q 心臓の拍動はどのようなしくみで起こるのですか?

LESSON 2 心臓を説明しよう

心臓は，収縮と拡張を繰り返すことにより，

全身に血液を循環させている臓器です．

1 心臓の構造について説明しよう！

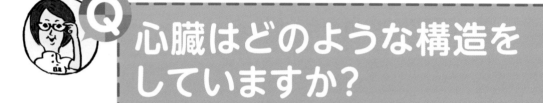

Q 心臓はどのような構造を
していますか？

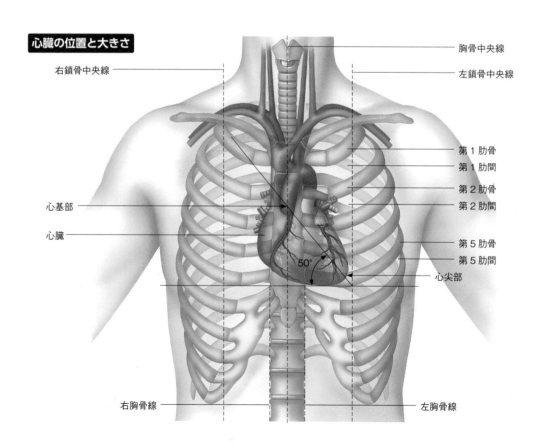

心臓の位置と大きさ

胸骨中央線

右鎖骨中央線

左鎖骨中央線

第1肋骨
第1肋間
第2肋骨
第2肋間

心基部

心臓

第5肋骨
第5肋間

50°

心尖部

右胸骨線

左胸骨線

■心房・心室の構造

右心房
右心房には上大静脈，下大静脈，冠状静脈洞の静脈血が還ってきます．上大静脈は上半身からの静脈血が流れる血管，下大静脈は下肢や腹部からの静脈血が流れる血管，冠状静脈洞は心臓自体を循環した冠状静脈の主幹のことです．流入した血液は，心臓の収縮まで一時的に右心房に貯蔵されます．

左心房
左心房には，左右の肺静脈から血液が流れ込んでいます．肺で二酸化炭素と酸素を交換した新鮮な血液は，心臓の次の収縮まで一時的に左心房に貯蔵されます．

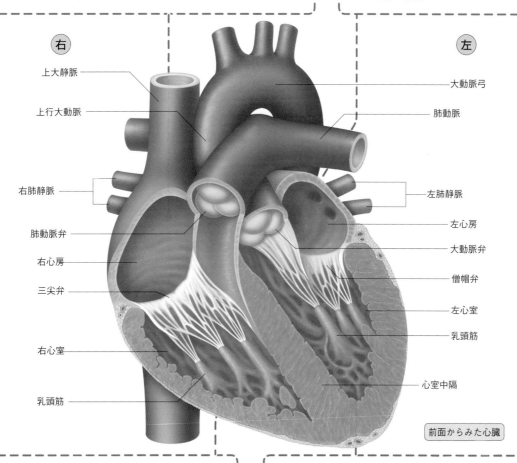

右

左

上大静脈

上行大動脈

右肺静脈

肺動脈弁

右心房

三尖弁

右心室

乳頭筋

大動脈弓

肺動脈

左肺静脈

左心房

大動脈弁

僧帽弁

左心室

乳頭筋

心室中隔

前面からみた心臓

右心室
右心室は，右心房から受けた血液を，心筋の収縮とともに肺動脈幹に駆出します．血液は肺動脈幹から左右に分岐する肺動脈を経て，左右の肺へ入っていきます．右心房と右心室の間には「三尖弁」，肺動脈幹への出口には「肺動脈弁」という弁があり，血液の逆流を防いでいます．

左心室
左心室は，左心房から受けた血液を，心筋の収縮によって上行大動脈に駆出しています．左心房と左心室の間には「僧帽弁」，上行大動脈への出口には「大動脈弁」があります．左心室は心臓の4つの部屋のうち最も大きく，全身に血液を送り出すための最大の収縮力を持っています．そのため，左心室の筋層は最も厚くなっています．

心臓は，**心筋**という特殊な筋肉でできた臓器で，血管を通し，全身に血液を送るポンプの役割を果たしています．心臓の大きさはその人の握りこぶしほどで，重さは成人男性でおよそ300g程度といわれています．

心臓は，動脈を通して全身の組織に**酸素**と**栄養素**を運び，静脈を通して，全身の組織で生じた**代謝産物**や**二酸化炭素**を心臓，そして肺へ運んでいます．心臓とこれらの血管を合わせて**心血管系**といいます．

■心臓全体の構造

心臓は，上下に心房・心室という2つの部屋があり，それが左右に並んでいます．右の心房・心室は右心系，左の心房・心室は左心系といい，右心系と左心系を仕切っている壁を**中隔**といいます．

右心系は静脈血で，左心系は動脈血で満たされています．右心系の上の部屋である右心房に流れ込んだ静脈血は，右心室から肺動脈を経て肺に運ばれ，酸素交換を行い動脈血となります．この動脈血は肺静脈を経て左心房，左心室の順に流れ，全身へ送り出されます．

また，心臓には4つの弁があり，血液の逆流を防いでいます．左右の心房と心室の間には**房室弁**（僧帽弁と三尖弁），左右の心室の出口には**動脈弁**（大動脈弁，肺動脈弁）とよばれる弁が備わっています．

■心筋の構造

心筋とは，心臓の収縮・拡張という「ポンプ機能」を担う特殊な筋肉であり，血液を取り入れて送り出すという心臓の役割の中心です．心筋は，全身の姿勢保持や運動に使われる骨格筋とは異なり，内臓を構築する平滑筋と同じように，意思とは無関係にはたらく**不随意筋**です（骨格筋は，その人自身の意思により動かすことのできる**随意筋**です）．

また，心筋は**横紋筋**で，平滑筋にはない横紋という横縞模様がみられます．

心筋の内側には心内膜があります．心筋の外側は心外膜に覆われており，さらにその周りを心外膜の折り返しによってできた心膜（心嚢）が包んでいます．心外膜は，拍動する心臓が定位置を超えて動いてしまわないよう保持する役目があります．心外膜と心膜の間には，心臓の動きをスムーズにするための心嚢液が貯留されています．

心筋の構造

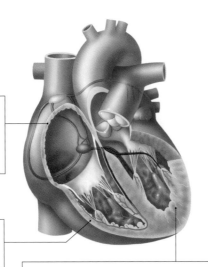

心房の心筋は，浅層と深層の2層構造から成り立ちます．浅層は線維が横に走っており，その下に深層があります．

右室周囲は左室周囲よりも薄くなっています．

心室の心筋は心房に比べて厚く，外層・中層・内層の3層構造になっています．さらに，左心室の心筋は，血液を全身に送り出すための強い収縮に対応できるよう，右心室の心筋よりも厚くなっています．

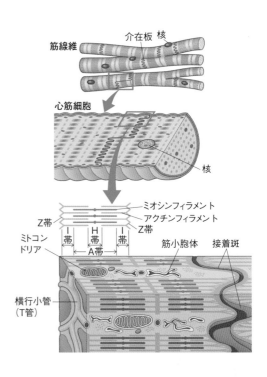

筋線維　介在板　核

心筋細胞

核

ミオシンフィラメント
アクチンフィラメント
Z帯　　Z帯
I帯　H帯　I帯
ミトコンドリア　　A帯　　筋小胞体　接着斑
横行小管（T管）

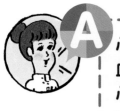
心臓には，右心室・右心房・左心室・左心房の4つの部屋があり，血液の逆流を防ぐ4つの弁が備わっています．心臓のポンプ運動は，心筋の収縮と拡張により成り立っており，心筋の動きと血流に合わせて，4つの弁が開閉しています．

❷ 心臓の弁の構造を説明しよう!

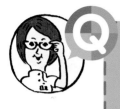

Q 心臓の４つの弁はどのような構造をしていますか?

■弁の構造

心臓には左右の心室に４つの弁があり，それぞれの弁が心筋の動きや血流の圧に応じて開閉することで，血液の逆流を防いでいます．心室を中心に考えると，弁はその入口と出口にあるといえます．心室の入口は心房から血液が入ってくるところ，出口は心室から血液が大動脈や肺動脈に出ていくところです．

左心系では，左心室の入口に「**僧帽弁**」があり，出口に「**大動脈弁**」があります．右心系では，右心室の入口に「**三尖弁**」があり，出口に「**肺動脈弁**」があります．

心臓の弁は，心内膜の延長である薄い膜である「尖」で構成されています．２枚の尖で構成されている弁を「二尖弁」，３枚で構成されている弁を「三尖弁」といいます．

●弁が逆流を防ぐしくみ

弁は開閉するしくみにより，２つのタイプに分けられます．
①**心筋とつながり，その動きに連動して開閉するタイプ**
②**血流の圧により開閉するタイプ**

①タイプの弁は，筋肉と弁がヒモ状の組織で繋がり，筋肉の力で開閉しています．弁を支える筋肉「**乳頭筋**」，乳頭筋と弁を結ぶ細いヒモは「**腱索**」とよばれます．房室弁である「僧帽弁」と「三尖弁」が，①タイプに該当します．

②タイプの弁には，「大動脈弁」と「肺動脈弁」があります．これらの動脈弁はポケットのような構造をしており，本来の血流とは反対方向からの圧が加わると，閉じて血液の逆流を防いでいます．

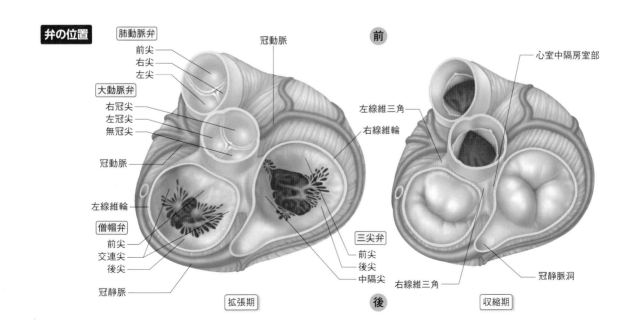

弁の位置

肺動脈弁
前尖
右尖
左尖

大動脈弁
右冠尖
左冠尖
無冠尖

冠動脈
冠動脈

左線維輪

僧帽弁
前尖
交連尖
後尖

冠静脈

拡張期

前

三尖弁
前尖
後尖
中隔尖

後

心室中隔房室部

左線維三角
右線維輪

右線維三角
冠静脈洞

収縮期

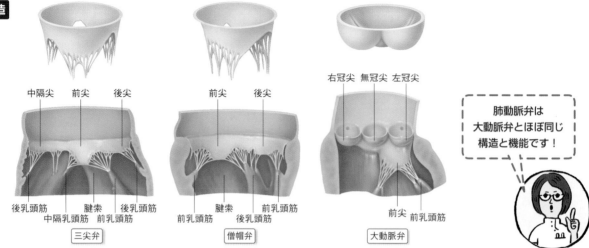

弁の構造

中隔尖　前尖　後尖

後乳頭筋　中隔乳頭筋　腱索　前乳頭筋　後乳頭筋

[三尖弁]

前尖　後尖

前乳頭筋　腱索　後乳頭筋　前乳頭筋

[僧帽弁]

右冠尖　無冠尖　左冠尖

前尖　前乳頭筋

[大動脈弁]

肺動脈弁は
大動脈弁とほぼ同じ
構造と機能です！

● 僧帽弁

　僧帽弁は2枚の帆状の弁尖からなる二尖弁です．その形がカトリックの司祭の帽子であるマイトル（mitre）に似ていることから，僧帽弁と称されます．

　僧帽弁は腱索で左心室の乳頭筋と繋がれています．左心室が収縮したときには乳頭筋も収縮するため，弁は心室側に引っ張られてしっかりと閉鎖します．左心室が拡張するときには乳頭筋も弛緩し，弁は横に開きます．これにより，左心室の内腔に左心房からの血液が流入します．

● 三尖弁

　三尖弁はその名の通り3枚の弁尖をもち，腱索と乳頭筋で右心室と繋がっています．全身から還ってきた静脈血は，右心房から三尖弁を通り右心室に流れ込みます．

● 大動脈弁

　大動脈弁は大動脈の基始部にあり，左心室と大動脈の間にある動脈弁です．左右の肺で二酸化炭素を酸素に交換した新鮮な血液は，まず左心房へ流れ込み，続いて僧帽弁を通過し左心室へ入った血液は心収縮の圧力で大動脈弁を押し開き，大動脈の始まり（基始部）から大動脈へ流れていきます．

　肺動脈弁と大動脈弁には，僧帽弁にみられるような腱索や乳頭筋はありません．大動脈弁は3つの半月型のポケットからなる三尖弁です．血液の逆流を防ぐしくみは，静脈弁と同じです．左心室の収縮が始まると，ポケットは血液が左心室から出て行く流れに押され，前方に開きます．この収縮期の終わりに血液が大動脈側から左心室へ戻ろうとしても，ポケットが入り込んだ血液で膨らむことで弁が閉鎖するため，逆流することはできません．

● 肺動脈弁

　肺動脈弁は肺動脈幹の基始部にあり，大動脈弁とほとんど同じ構造と機能をもっています．肺動脈弁も，ポケット状の半月弁により血液の逆流を防いでいます．

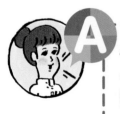

A 心臓には「僧帽弁」「大動脈弁」「三尖弁」「肺動脈弁」の4つがあります．このうち「僧帽弁」「三尖弁」は，心筋とつながり，その動きに連動して開閉します．「大動脈弁」「肺動脈弁」は，血流の圧力によって開閉します．

❸ 心臓の役割を説明しよう!

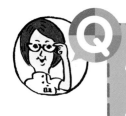

心臓はどのように血液を循環させているのですか?

血液は全身の組織に酸素と栄養素を供給し，組織に生じた代謝産物や二酸化炭素を心臓・肺へともち帰ります．そして，呼吸により新しい酸素を再び取り込み，心臓から全身に新鮮な血液を送り届けます．これを「**循環**」といいます．この循環を司るのが心血管系，つまり心臓と血管のはたらきです．

体内で血液を循環させ続けるには，心臓という「ポンプ」の力が必要です．

たとえば，足踏みポンプで自転車の車輪に空気を入れる場合，足でポンプを縮めたり膨らませたりすることで，中の空気を押し出します．心臓の場合は，自ら収縮・拡張して血液を押し出さなければなりません．拡張時，心臓の内腔は血液を一時的に溜めており，その血液は，心筋が収縮したときに一気に押し出されて，全身を巡ります．

心臓のポンプ機能

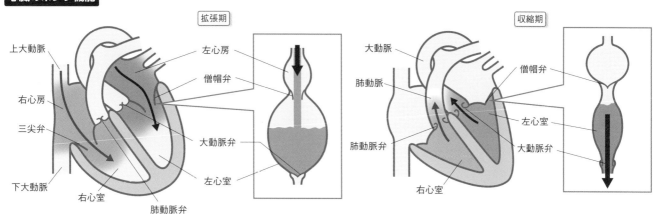

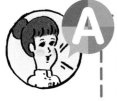

心臓は全身に血液を循環させるために，自ら収縮・拡張運動を繰り返しています．心臓の拡張期に，心臓内に溜められた血液は，心筋の収縮とともに一気に全身へと送り出されます．

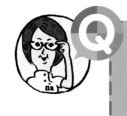

4 心臓に出入りする血管と血流を説明しよう!

Q 心臓にはどんな血管が出入りし，血液はどのように流れていますか？

心臓に出入りする血管

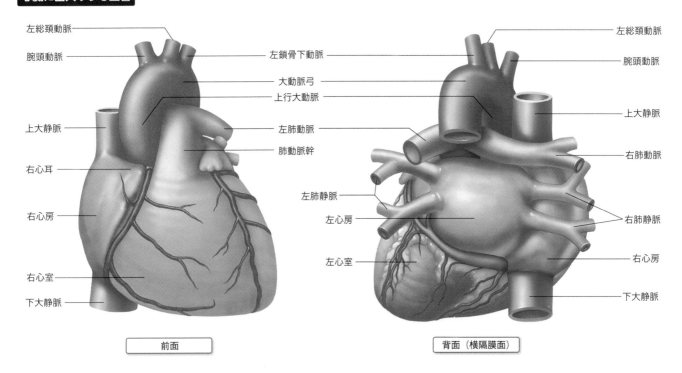

左総頸動脈　腕頭動脈　上大静脈　右心耳　右心房　右心室　下大静脈

左鎖骨下動脈　大動脈弓　上行大動脈　左肺動脈　肺動脈幹

左総頸動脈　腕頭動脈　上大静脈　右肺動脈　右肺静脈　右心房　下大静脈

左肺静脈　左心房　左心室

前面

背面（横隔膜面）

■心臓に出入りする血管の種類

　心臓には，末梢からは上・下大静脈，肺からは肺静脈が入ってきます．逆に心臓からは肺動脈，大動脈が出ています．

　心臓の上部には，人体で最も太い血管である上行大動脈や肺動脈，上大静脈が接続しています．これらの血管の直径は2～

3cmといわれており，心臓の大きさはその人のこぶし大です．その心臓に血管が非常に立て込んで接続しており，肺動脈や上・下大静脈は裏側（背中側）から接続しています．

　肺動脈や大動脈が出ている心臓の上の部位を「心基部」，左心室の底の部位を「心尖部」といいます．

■心臓に出入りする血液の流れ

末梢から右心房に入る静脈は，**上大静脈**，**下大静脈**，**冠状静脈**の3本です．代謝された老廃物や二酸化炭素を含む静脈血は，上・下大静脈を通って右心房に流れ込みます．この静脈血は，右心室から肺動脈（幹）を経て，肺に入ります．

肺でガス交換し動脈血となった血液は，**右上肺静脈**，**右下肺静脈**，**左上肺静脈**，**左下肺静脈**の4本の血管を通って心臓の背中側から左心房へ流れ込みます．この新鮮な血液は，左心室，上行大動脈を通って全身に向けて流れていきます．

心臓に出入りする血液の流れ

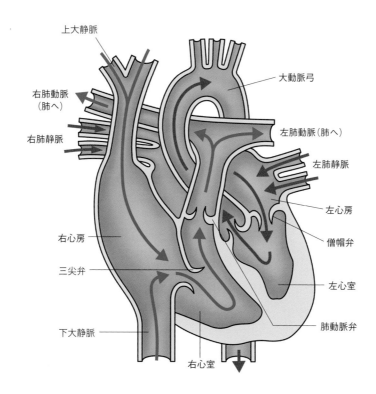

上大静脈 / 大動脈弓 / 右肺動脈（肺へ）/ 右肺静脈 / 左肺動脈（肺へ）/ 左肺静脈 / 左心房 / 右心房 / 僧帽弁 / 三尖弁 / 左心室 / 下大静脈 / 肺動脈弁 / 右心室

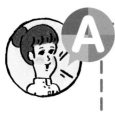

A 全身や心臓を巡った静脈血は，上大静脈，下大静脈，冠状静脈から右心房へ入ります．その後，肺動脈幹を通って肺でガス交換を行った新鮮な血液は，4本の肺静脈から左心房へ流れ込みます．この動脈血は，左心室から出る上行大動脈を通り，全身を巡ります．

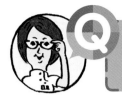

Q 心臓を栄養している血管は?

■ 心臓自身を養う冠動脈

すべての臓器や器官が血液を必要とするように，心臓自身にも酸素や栄養を運ぶ血液が必要です．心臓自身には，心拍出量の20分の1（300mL/分）の血液が供給されています．

心臓自身を栄養する血管は，大動脈の基部から分枝する「冠動脈」です．冠動脈は心臓の表面に「冠」のように乗っている血管で，心臓全体を覆っています．

■ 冠動脈の走行

心筋は冠動脈を通じて酸素や栄養を受けています．冠動脈は心臓を覆うように左右2本ずつあり，それぞれ**左冠動脈**と**右冠動脈**といわれます．左冠動脈は大動脈より斜め左に進み，心臓の左半分をカバーしています．右冠動脈は大動脈より斜め右に進み，心臓の右半分をカバーしています．

左冠動脈は，その主幹（一番太い動脈管の根元）から心臓を左に回る左回旋枝と，心臓の前面を下方に向かう左前下行枝に分岐します．左冠動脈は，左心房，左心室，心室中隔の大部分を栄養しています．

右冠動脈は，その主幹が後下行枝となり，右心房，右心室の側壁から後壁・下壁にかけての部分，心室中隔の後方の一部を栄養しています．

心臓を栄養・灌流した血液は，静脈を通って冠状静脈洞から右心房へ入ります．

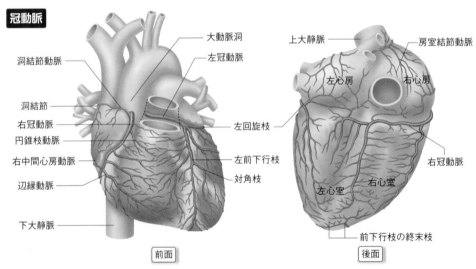

冠動脈

前面

ラベル（前面）
洞結節動脈
洞結節
右冠動脈
円錐枝動脈
右中間心房動脈
辺縁動脈
下大静脈
大動脈洞
左冠動脈
左回旋枝
左前下行枝
対角枝

後面

上大静脈　房室結節動脈　左心房　右心房　右冠動脈　左心室　右心室　前下行枝の終末枝

心臓の周りを回っている冠動脈を回旋枝，心尖に向かう冠動脈を下行枝という．

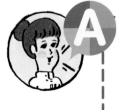

A 心臓は，冠動脈を通じて心臓自身に血液を供給しています．左冠動脈と右冠動脈が，それぞれ心臓の左半分・右半分に酸素や栄養分を運んでいます．

5 心臓が規則的に動くしくみを説明しよう!

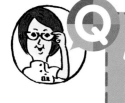

Q 心臓が規則正しく動く（拍動している）のはなぜですか?

■特殊心筋

心臓を規則正しく動かしているものはなんでしょうか.

実験でカエルの足に電流を通すと足がピクリと動きます. このことから, 筋肉の収縮には電気的な刺激が必要ということがわかります. つまり, 足の筋肉などの骨格筋の場合には, 神経からの命令が筋肉に伝わり収縮すると考えられます.

生きているカエルからその心臓を取り出すと, 心臓はしばらくの間, 拍動を続けます. つまり, 心臓は外からの刺激がなくても心臓自らが刺激を出して収縮しているわけです. つまり, 心臓には「自動性」があるといえます. 心臓はその支配神経とのつながりを切断しても, しばらくは自らピクピクと動きます.

心臓は自律神経の命令も受けていますが, 自律神経は主に心拍数を調節しているのですが, 心臓の動き（拍動）に対して直接的な刺激は行っていません. 心臓が神経の刺激ではなく自らの刺激により動く自動性・自律性は, 心筋のうち「**特殊心筋**」によるものです.

■刺激伝導系

特殊心筋は, 自ら電気的な刺激（興奮）を発生させ, それを心臓全体に伝達する特殊な筋線維です.

特殊心筋には, **洞結節, 房室結節, ヒス束, 脚（左脚, 右脚）, プルキンエ線維**があり, この特殊心筋による刺激の伝達系を「**刺激伝導系**」といいます.

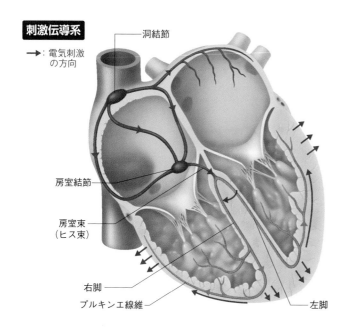

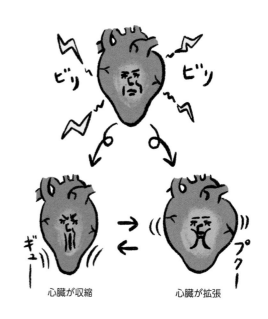

■心臓の電気(刺激)の流れ

　右心房の上部(上大静脈と右心房の境目近くの右心房壁)には，洞結節という特殊心筋の集まりがあります．洞結節は心臓の拍動のペースとリズムを決定する場所で，通常，この洞結節から心臓へのすべての刺激が始まります．

　洞結節から発生した電気的刺激は，心房壁の筋(固有心筋)を経て，次の中枢である房室結節(特殊心筋)へと伝わっていきます．

　続いて，刺激は房室結節から特殊心筋の線維を経てヒス束(特殊心筋)へと伝わります．このヒス束は，心室中隔の上縁で左脚と右脚に枝分かれします．左脚は左心室側，右脚は右心室側を心尖に向かって走り，さらに枝分かれしてプルキンエ線維(特殊心筋)に到達します．このとき，左心室のほうが，右心室よりも早く刺激が伝わります．

　最終的に，プルキンエ線維から刺激を受けた心室筋が興奮して心室筋の収縮が起こります．

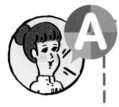

心臓の拍動は，自ら電気的刺激を発生させ，伝達する「特殊心筋」により起こります．洞結節で発生した刺激は，刺激伝導系を通りプルキンエ線維に至り，心室筋を興奮させて収縮を起こします．

知識をリンク！ 〔 心電図の波形 〕

　心筋が興奮するときには，微小な電流が生じます．この微小な電気の流れを体表からとらえ，グラフに表したものが「心電図」です．グラフには，健康な人であればほとんど同じような波形の繰り返しが描出されます．正常波形で見られる特徴的な山や谷は，P波，QRS波，T波から成り立ちます．

> P波：洞結節からの刺激が心房内を伝わる
> PQ間隔：房室結節→ヒス束→左右の脚のはじまり
> QRS波：心室内に電気刺激が伝わる
> T波：心室が興奮状態からもとの状態に回復する過程

　心臓に問題があると疑われるときには，心電図をとります．心電図は，不整脈をはじめ，心臓肥大，虚血性心疾患，弁疾患，先天性心疾患など，総合的に心臓の状態を評価するのに重要な役割を果たします．

心電図のPQRST波

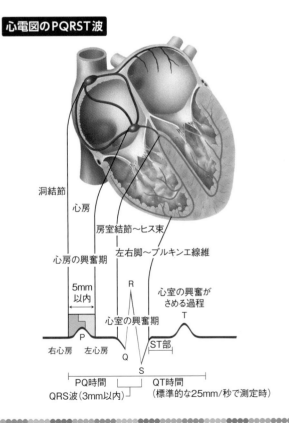

マストな用語！ 12誘導心電図

　一般的な検査でとる心電図は，「12誘導心電図」とよばれます．12誘導心電図をとるときには，胸に6つ，両手足に1つずつ，合計で10個の電極を装着します．なぜ，これで12誘導というのでしょうか？

　この理由は，両手足に装着した4つの電極から，6つの誘導が得られるため，胸部の6つの電極から得られる6誘導と合わせて12誘導となるからです．多くの誘導をとることで，立体的な心臓をさまざまな角度から測ることができ，より正確な波形が得られます．

12誘導心電図

双極肢誘導

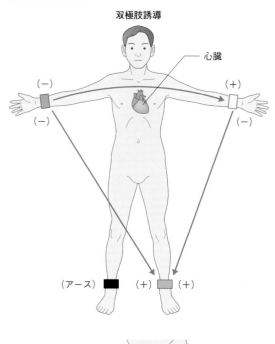

単極肢誘導

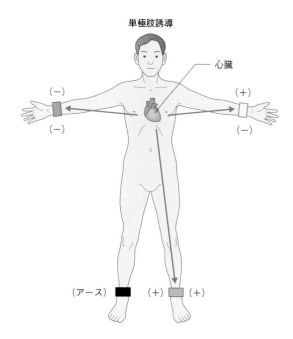

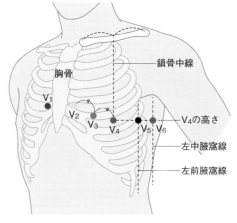

V₁(赤)第4肋間胸骨右縁
V₂(　)第4肋間胸骨左縁
V₃(緑)V₂とV₄を結んだ線の中央
V₄(茶)左第5肋間と鎖骨中線を結んだ交点
V₅(黒)V₄と同じ高さで左前腋窩線との交点
V₆(紫)V₄と同じ高さで左中腋窩線との交点

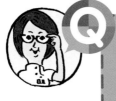

Q 心臓の拍動はどのような しくみで起こるのですか?

安静時の心臓は，健康な成人では1分間に約70回拍動しています．ここでいう拍動とは，「心室の収縮・拡張」のことです．このような1回の心室の拡張と収縮（拍動）は，**弛緩期，充満期，収縮期，駆出期**という4つの周期に分けられます．心室筋が収縮しようとして心室内の圧が増大し，大動脈（肺動脈）の圧より高くなると，心室内の血流は一気に大動脈（肺動脈）内に駆出されます．心室が収縮しているときに心房が収縮して房室弁を開かせ一気に左心房（右心房）から左心室（左心房）に血液が流入します．

左心室を例にあげ，拡張と収縮について解説していきましょう．

■心室の拡張と収縮

●拡張期

まず，左心室から全身に向けて血液が送り出される駆出が終了すると，その出口である大動脈弁は閉鎖します．このとき，左心室の入り口であり，左心房と左心室の間の房室弁である僧帽弁も閉じています．

出口と入り口両方の弁が閉鎖すると，心室筋は弛緩して拡張期の第一段階である「弛緩期」に入ります．

左心室の内腔が広がると，圧は低下して吸引力が生じるため，入り口の僧帽弁が開いて，左心房から動脈血が流入します．左心房から受け取る血液が左心室内を満たしていくこの時期を，「充満期」といいます．左心室が血液で充満すると，僧帽弁は閉鎖します．

弛緩期から充満期までを「拡張期」といいます．拡張期には，心室は吸引ポンプとしてはたらくことになります．

●収縮期

拡張期が終わると，次に収縮期が始まります．心筋が収縮を開始し，左心室の出口である大動脈弁が開きます．僧帽弁は拡張期の終わりにすでに閉じており，心筋が収縮を始めると心室内の圧は上昇していきます．

左心室内の圧が上昇して大動脈の圧より大きくなると，大動脈弁が開き，左心室から大動脈へ血液が押し出されます．これを「駆出期」といいます．大動脈側の圧が左心室側の圧を上回ると，大動脈弁が閉じて駆出期が終わります．

心室の収縮開始から，大動脈弁が閉じるまでを「収縮期」といいます．

■心房の拡張と収縮

心房は心室と同様，収縮と拡張を規則正しく繰り返しています．心房は心室とは交互に収縮・拡張しており，心房の収縮は心室の収縮の0.12～0.20秒前に起こるといわれています．上部の心房と下部の心室が交互に収縮・拡張することで，血液は肺静脈から左心房に流入し，左心室から大動脈へと送り出されているのです．

■心音～Ⅰ音とⅡ音

聴診器で聞く心音は，心臓の収縮・拡張に伴って弁が閉じたり開いたりするときの音を反映しています．正常な心音には「Ⅰ音」と「Ⅱ音」があります．

Ⅰ音は，拡張期開始時に心室圧が心房圧より大きくなり，房室弁（僧帽弁，三尖弁）が閉じるときの音です．「ドッ」というように濁音で聞こえることが多いです．

Ⅱ音は収縮期が終わりに近づき，心室圧が動脈圧よりも小さくなり，動脈弁（大動脈弁，肺動脈弁）の閉じたときの音です．「トン」というような，Ⅰ音よりはシャープで澄んだ感じの音になります．ちなみにⅠ音からⅡ音にかけてが収縮期で，Ⅱ音から1音にかけてが拡張期です．

なお，聴診しながら頸動脈に触れると拍動と同じタイミングで聞こえるのがⅠ音です．

心室の拡張と収縮

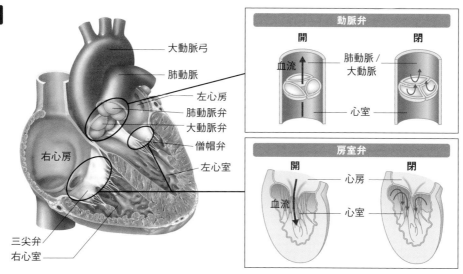

大動脈弓
肺動脈
左心房
肺動脈弁
大動脈弁
僧帽弁
左心室
右心房
三尖弁
右心室

動脈弁
開　閉
血流
肺動脈／大動脈
心室

房室弁
開　閉
血流
心房
心室

Ⅰ音

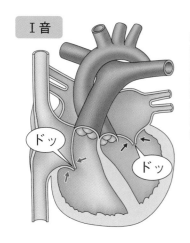
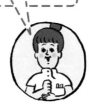

ドッ　ドッ

収縮期開始時に
心室圧が心房圧より
大きくなると
心室弁が閉じます.
このときの音が
「Ⅰ音」です.

Ⅱ音

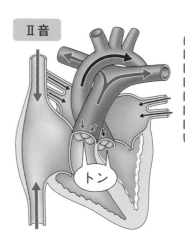
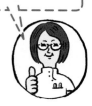

トン

収縮期が終わりに
近づき,心室圧が
動脈圧より小さくなると
動脈弁が閉じます.
このときの音が
「Ⅱ音」です.

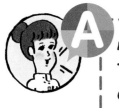

心臓は,心室と心房が収縮・拡張を繰り返すことで規則正しく拍動しています.心室の心筋が弛緩し,内腔の圧が低下し心室が拡張しはじめたときに房室弁が開いて血液が流れ込みます.血液が内腔を満たすと房室弁は閉じ,心室筋は収縮を開始します.これにより,今度は動脈弁が開きます.

心音とは,心臓弁が閉鎖するときに出る音です.最初の「ドッ」は僧帽弁と三尖弁が閉じるときでⅠ音,続く「トン」は大動脈弁,肺動脈弁が閉鎖するときの音でⅡ音とよばれます.

　いわゆる心臓病には，①「虚血性心疾患」といわれる心筋梗塞や狭心症，②脈に乱れが生じる「不整脈」，③生まれつき心臓の中隔に穴が空いている心房中隔欠損などの「先天性心疾患」，④心臓弁膜症など弁や心膜，心筋自体の疾患などがあります。ここでは，心筋へ血液がいかなくなることで起こる①の「虚血性心疾患」を解説します。

●虚血性心疾患（冠動脈疾患）とは

　心筋梗塞や狭心症などの「虚血性心疾患」は，心筋の虚血，つまり酸素の欠乏によって発症します。心筋の虚血ですから，体内を巡る心臓の血液がなくなるわけではありません。心臓自体に血液を循環させる冠動脈に異常が起こると，心筋には血液がいかなくなり，酸素欠乏に陥ります。

●虚血性心疾患の原因

　心筋の酸素欠乏の原因は，心筋の酸素需要の増加，心筋への酸素供給の減少，あるいはこれらの両方が原因となって起こります。

　心筋の酸素需要を増加させる要因には，労作，精神的興奮，過飲・過食，頻脈，血圧上昇，心筋肥大，甲状腺機能亢進症などがあります。

　心筋への酸素供給の減少と心筋への酸素需要増加が起こる要因には，太い冠動脈の器質的狭窄，収縮や攣縮，血栓による閉塞，冠抵抗血管（冠動脈の小さな分枝）の狭窄などがあります。実際の例では，太い冠動脈の器質的狭窄や血栓による閉塞が単独で起こることはまれで，血管の狭窄に血栓形成が合併するといったケースが多くなっています。

　血栓により血管が閉塞すると，その先の部分への血流は途絶えます。血流が完全に途絶えてしまうと，そこから先の組織は生存不可能となり壊死し，生死にかかわる状態となります。

　喫煙者や脂質異常症，高血圧，糖尿病などの疾患があると虚血性心疾患になりやすいのです。

アテロームの沈着による冠状動脈の狭窄

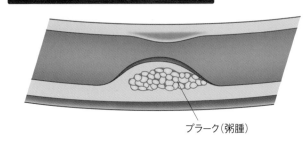

プラーク（粥腫）

血栓による冠状動脈の閉塞

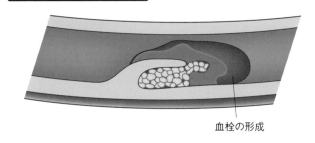

血栓の形成

●虚血性心疾患の症状

　虚血部位から先に血液が流れなくなることで，心筋のはたらきが低下（心室機能不全）します。自覚症状としては，狭心痛や呼吸困難などが引き起こされます。狭心痛は，心筋が虚血状態に陥ることで発生します。痛みは主に胸部に発生しますが，肩や首からはじまり，心窩部に広がることもあります（放散痛）。このほか，胸部の締め付け感，灼熱感，不快感などが生じることもあります。

LESSON 3 呼吸を説明しよう

1 呼吸器の構造について説明しよう!

Q 呼吸器はどのような構造をしていますか?

2 肺でのガス交換について説明しよう!

Q 肺では,どのようにガス交換が行われているのですか?

3 呼吸にかかわる骨や筋を説明しよう!

Q 呼吸を行うためにはたらく骨・筋にはどのようなものがありますか?

4 内呼吸・外呼吸について説明しよう!

Q 呼吸にはどのような種類がありますか?

LESSON 3 呼吸を説明しよう

呼吸とは，生命を維持するための活動で，
「内呼吸」と「外呼吸」の両方を指します．

1 呼吸器の構造について説明しよう!

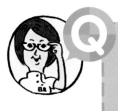

Q 呼吸器はどのような構造をしていますか?

■上気道

体外から空気を取り入れる器官は，**口腔**と**鼻腔**です．口腔と鼻腔から取り込まれた空気は，**咽頭**，**喉頭**を通ります．ここまでを「**上気道**」といいます．

咽頭は空気と食物の通り道で，喉頭は気管と食道の分かれ道となります．喉頭は多数の軟骨からなり，靭帯によってつながれています．

■下気道

●気管

喉頭につながる気管から肺内の肺胞までのことを「**下気道**」といいます．

気管の始まりは，喉頭と同じように軟骨によって保護されています．**気管軟骨**は，大気の通り道側を丸く覆っていますが，この軟骨は気管の食道側にはありません．気管のすぐ後方にある食道は，食べ物が通過するときに伸縮します．食道側に気管軟骨がないことで，食道はスムーズに伸縮でき，また気管の前方側は軟骨で守られているため，食道の影響を受けません．

気管軟骨の間には輪状の靭帯があり，軟骨と靭帯でペアになっています．このペアの繰り返しで10〜12cmの気管が形成されています．

●気管支

気管は**気管分岐部**とよばれる部分で左右に分かれ，肺へ向かう主気管支になります．心臓は左にあるため，左主気管支は右主気管支よりも長めです．右主気管支は，左主気管支よりもやや太く短くなっており，気管からほぼまっすぐに下りていきます．そのため，**誤嚥したものは右の肺に入りやすく，誤嚥性肺炎は右肺に起こりやすい**といわれています．

●肺

左右に分かれた気管支は，肺門を通り肺のなかに入ります．左肺は**上葉**と**下葉**に，右肺は**上葉**と**中葉**と**下葉**とに分かれています．この各葉は，さらに数個の区域に分けられます．**左葉には8個，右葉には10個**の区域があります．

気管支からは，各肺葉にある**葉気管支**が分岐し，ここから**区域気管支**が分岐します．そして**細気管支，終末細気管支，呼吸細気管支，肺胞管**と分かれていき，最後に**肺胞**となります．ここまでが下気道です．

肺胞の集まりである，ぶどうの実状の集合体を**肺胞嚢**といいます．肺胞は肺のなかに約3億個あるといわれ，その集まりである肺胞嚢の大きさは，直径200〜250μmほどです．

呼吸器系

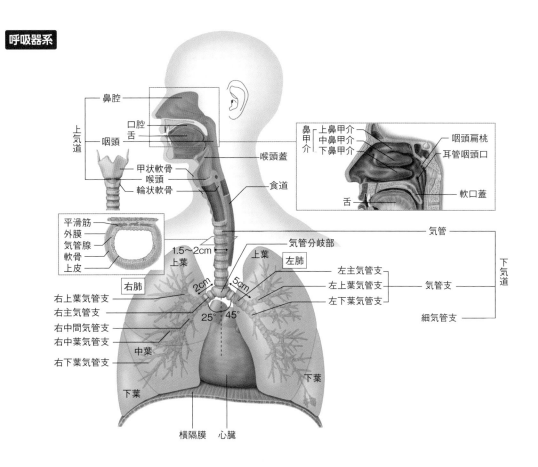

鼻腔
口腔
舌
咽頭
上気道
甲状軟骨
喉頭
輪状軟骨
喉頭蓋
食道
鼻甲介 { 上鼻甲介／中鼻甲介／下鼻甲介
咽頭扁桃
耳管咽頭口
軟口蓋
舌
平滑筋
外膜
気管腺
軟骨
上皮
1.5〜2cm
上葉
気管分岐部
上葉
左肺
気管
左主気管支
左上葉気管支
左下葉気管支
気管支
細気管支
下気道
右肺
2cm
5cm
右上葉気管支
右主気管支
右中間気管支
右中葉気管支
右下葉気管支
中葉
25°　45°
下葉
下葉
横隔膜　心臓

気管支の分岐

気管
B1a
B1b
B2a
B2b
B3a
B3b
中葉支
B4a
B4b
B8a
B8b
B9a
B9b
B10a　B10b　B10c
上幹
右主幹
中間幹
B6b
下幹
B6a
B6c
底幹
B7a
B7b
B10a
B1+2a
左主幹
上区支
B1+2b
B3c
B1+2c
B3a
B3b
上幹
舌支
B4a
B4b
B5a
B5b
B6b
B*
B6c
底幹
B8a
B8b
B9a
B9b
B10c　B10b

気管支と肺胞

気管　0
葉気管支（2次）
主気管支（1次）
1
2
3
4
5
終末細気管支
呼吸細気管支（17次〜）
肺胞管（21次〜）
肺胞囊
肺胞
19　19
20　20
21
22
肺胞囊　23

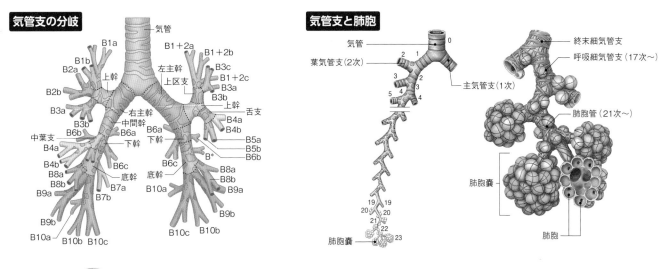

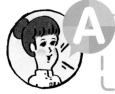

呼吸器とは，外呼吸を行うために特化した器官の総称です．鼻腔から喉頭までの上気道，気管から肺胞までを下気道に分かれます．

2 肺でのガス交換について説明しよう!

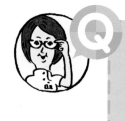

Q 肺では，どのようにガス交換が行われているのですか？

肺胞と毛細血管

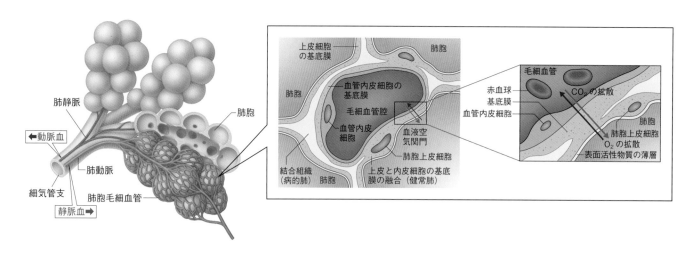

■酸素と二酸化炭素を交換するしくみ

　風船のように張った肺胞の横には，肺静脈からきた肺毛細血管が走っており，肺胞は毛細血管と接しています．肺胞のうち，この毛細血管と接している部位は，肺胞上皮，基底膜から構成されています．肺胞に接する毛細血管の構造は，最も内側が血管内皮細胞で，その外側は基底膜となっています．

　肺胞のなかに存在する酸素と，血液中の二酸化炭素は，この**肺胞上皮・基底膜・血管内皮細胞の膜**を行き来します．

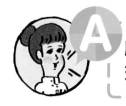

A 肺胞は毛細血管と接しており，薄い膜を通して，酸素と二酸化炭素の交換が行われています．

③ 呼吸にかかわる骨や筋を説明しよう!

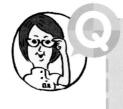

Q 呼吸を行うためにはたらく骨・筋にはどのようなものがありますか?

鼻や口から入った空気は，上・下気道を通り，最後は肺胞へ到達します．このような空気の流れをつくる呼吸の原動力は，以下の2つに大別できます．

①**肋間筋，横隔膜**の動きによる，胸郭内の圧力の変化
②弾力に富んだ組織である**肺胞，肺胞道，呼吸細気管支，終末細気管支**自身による収縮・弛緩運動

口から肺胞までの空気の出入り（外呼吸）の最大の目的は，「**肺胞換気**」，つまり肺胞のなかの空気を入れ換えることです．胸郭と肺が協力することで，肺自体がポンプの役割を果たし，肺胞という部屋の空気の入れ換えを行っているのです．

■肋間筋

肋間筋は，呼吸のためにはたらく筋肉で，肋骨と肋骨の間を結んでいます．肋間筋には，**外肋間筋**と**内肋間筋**があり，いずれも呼吸時に**横隔膜**とともに重要なはたらきをします．

■横隔膜

横隔膜は胸腔と腹腔を仕切っている筋肉膜です．横隔膜には3つの穴が開いており，この穴を，胸部から腹部へつながる食道，大動脈，大静脈，神経などが通っています．それぞれが通過する穴を，**食道裂孔，大動脈裂孔，大静脈裂孔**といいます．このほかに，神経や血管を通すいくつかの穴も開いています．
横隔膜は吸気時には下がり肺を拡張させ，呼気時には上がって呼吸を助けています．

■胸郭

胸部の骨格を**胸郭**といいます．胸郭には，前面のネクタイ形をした胸骨，背中側にある12個の胸椎，胸椎に接続し前方に

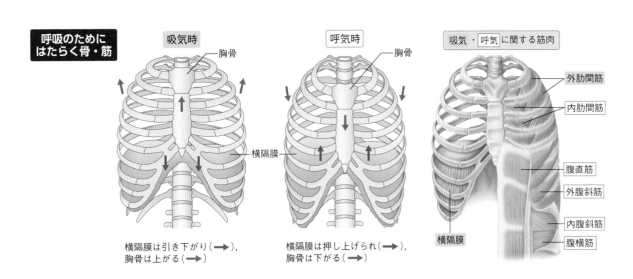

呼吸のためにはたらく骨・筋

吸気時
胸骨
横隔膜
横隔膜は引き下がり（➡），胸骨は上がる（➡）

呼気時
胸骨
横隔膜は押し上げられ（➡），胸骨は下がる（➡）

吸気・呼気に関する筋肉
外肋間筋
内肋間筋
腹直筋
外腹斜筋
内腹斜筋
腹横筋
横隔膜

回っている 12 対の肋骨からなります．肋骨には，上から順番に 1 〜 12 の番号が割りふられています．このうち，上の 7 対（1 〜 7）は軟骨の部分が直接胸骨とつながっていますが，その下の 3 対（8 〜 10）は上の肋骨と接続することで間接的に胸椎とつながっています．最下部の 2 対（11 〜 12）は胸骨にはつながっていません．

■ 胸膜

　胸膜とは，胸郭と肺との間にある膜のことで，肺を包んだ構造をしています．この膜の外側，胸郭と接している面を壁側胸膜（へきそく）といい，肺と接している面を臓側胸膜（ぞうそく）といいます．その内側の胸膜腔（胸腔）には漿液（しょうえき）（胸水（きょうすい））が入っています．胸水があることで肺が膨らんだり縮んだりするのをスムーズに行う役目があります．

胸郭の構造

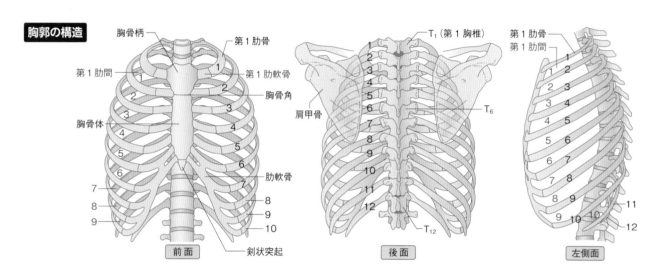

胸骨柄　第 1 肋骨
第 1 肋間　第 1 肋軟骨
胸骨角
胸骨体
肋軟骨
剣状突起
前面

T₁（第 1 胸椎）
肩甲骨
T₆
T₁₂
後面

第 1 肋骨
第 1 肋間
左側面

胸膜の構造

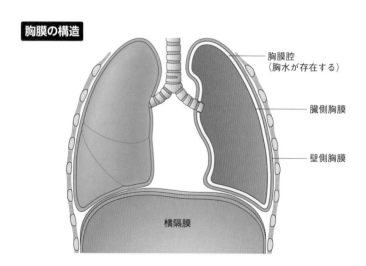

胸膜腔
（胸水が存在する）
臓側胸膜
壁側胸膜
横隔膜

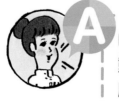

呼吸は，胸郭内の圧の変化と，終末気管支〜肺胞の収縮・弛緩を原動力として行われています．このうち，胸郭内圧を変化させるためには，肋間筋と横隔膜が一組となって上下し，空気の流れを作っています．

胸郭と肺の位置関係

実際の聴診では，胸郭のどこに肺が位置しているのかが重要なポイントです．

どこに肺があるかは，胸骨との対比ですぐにわかります．肺の位置を探る基本的な方法は，「偶数肋骨を触れて覚える」ことです．

肋骨の触れ方ですが，鎖骨の真下に第一肋骨があるので，鎖骨を1番として触って，肋骨と肋骨を挟むように，3本の指で人差し指と薬指で肋間，それで中指を肋骨の上を触るようにしていくとわかりやすいでしょう．

まず右の肺の上葉は，第四肋骨よりも上にあります．中葉はどうなっているのかというと，第四肋骨と第六肋骨に，三角形に入り込むようにあります．下葉のほとんどは，背中側になります．

前側（前胸側といいます）から肺の聴診を行う場合には，第六肋骨までが肺となります．肋骨を触ってみると肺の位置は意外と高い位置にあること，そして大きさも意外に小さいことが実感できます．

では，背中側から見るとどうなのかというと，肺底部は第十肋骨の位置にあります．

肋骨は，前からうしろに行くにしたがって上がっています．うしろのほうが高い位置です．したがって，第十肋骨の位置というのは，前胸部側でいえば第八肋骨ぐらいの高さになります．第八肋骨ぐらいの高さのところに「肺底部」の位置があると覚えてください．

胸骨角の位置も覚えましょう．上から胸骨をなぞっていくと「ぼこっ」と触れるところがあります．ここが第二肋骨の付け根で，「胸骨角」です．この胸骨角，つまり第二肋骨の部分の真下に気管分岐部があります．

肋骨でわかる肺の位置

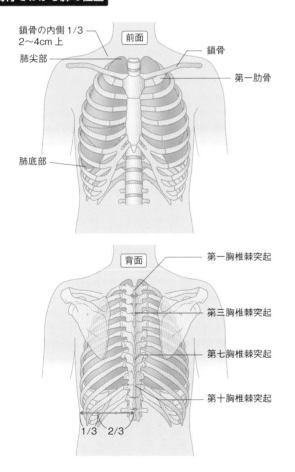

鎖骨の内側1/3
2〜4cm 上
肺尖部
前面
鎖骨
第一肋骨
肺底部

背面
第一胸椎棘突起
第三胸椎棘突起
第七胸椎棘突起
第十胸椎棘突起
1/3　2/3

気管分岐部の位置

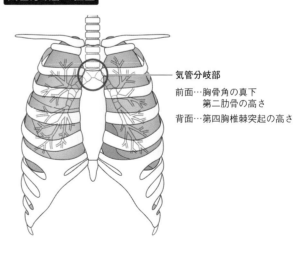

気管分岐部
前面…胸骨角の真下
　　　第二肋骨の高さ
背面…第四胸椎棘突起の高さ

④ 内呼吸・外呼吸について説明しよう!

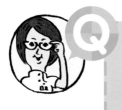

Q 呼吸にはどのような種類がありますか?

■ 内呼吸と外呼吸の違い

呼吸には,内呼吸と外呼吸の2種類があります.一般的に呼吸というと,鼻や口から息を吸い,肺で酸素と二酸化炭素を交換し,呼気で吐き出す**外呼吸**のことを指します.

もう一方の**内呼吸**とは,全身の細胞が血流にのって届けられた酸素をもとにエネルギーを作り出し,二酸化炭素を血液に渡す細胞呼吸のことをいいます.

人体は非常に多くの細胞から成り立っています.その細胞が生きていくためには,エネルギーが必要です.全身の細胞は,そのエネルギーを酸素とブドウ糖から作り出し,このときつくられた二酸化炭素は血中に溶け込み,肺まで運ばれていきます.

■ 内呼吸と外呼吸の関係

酸素を身体の末端の細胞まで届ける役目を果たしているのが全身に張り巡らされた血管を流れる血液です.動脈血に含まれる赤血球中のヘモグロビンは酸素と結合しており,細胞は動脈血から酸素を受け取ることで,エネルギーを産生します.この動脈血と細胞との酸素のやり取りが「内呼吸」です.そして,内呼吸の結果生じた二酸化炭素を血中に放出します.

二酸化炭素を含んだ静脈血は,心臓の右心系を経て肺へと送られます.肺に到達した血液は,二酸化炭素を放出し,同時に酸素を取り込みます.この肺での酸素と二酸化炭素のやり取りが「外呼吸」です.外呼吸は,呼吸器系を通して行われています.

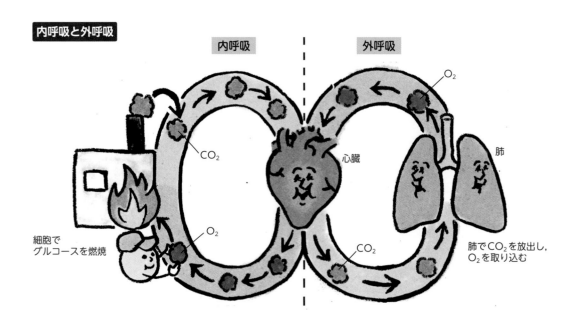

内呼吸と外呼吸

内呼吸　外呼吸

O_2

CO_2

心臓　肺

O_2

CO_2

細胞で
グルコースを燃焼

肺でCO_2を放出し,
O_2を取り込む

内呼吸

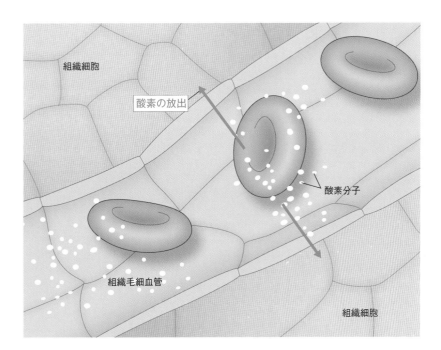

組織細胞

酸素の放出

酸素分子

組織毛細血管

組織細胞

血液中の赤血球から
酸素を受け取り，代わりに
二酸化炭素を渡します．
細胞における酸素と二酸化炭
素のやり取りが内呼吸です．

外呼吸

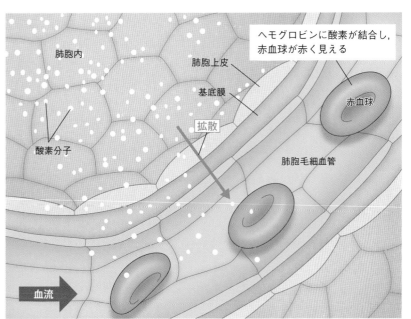

肺胞内

肺胞上皮

基底膜

ヘモグロビンに酸素が結合し，
赤血球が赤く見える

赤血球

拡散

酸素分子

肺胞毛細血管

血流

赤血球は，肺胞周囲の
毛細血管において，
肺胞から酸素を受け取り，
二酸化炭素を渡します．
肺における酸素と二酸化炭素
のやり取りが外呼吸です．

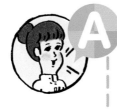

A 呼吸には，内呼吸と外呼吸の2種類があります．口や鼻から空気を取り入れ，肺で酸素と二酸化炭素を交換し，呼気により体外へ放出する一般的な呼吸が外呼吸です．肺でのガス交換を通して得た酸素を細胞が受け取り，二酸化炭素を血液へ渡す細胞呼吸を内呼吸といいます．

MEMO

LESSON 4 消化器を説明しよう

1 消化器の構造について説明しよう!

Q 消化管はどのような構造をしていますか?

2 口腔・咽頭のしくみを説明しよう!

Q 口腔，咽頭の食物を飲み込むときのはたらきは?

3 食道のしくみを説明しよう!

Q 食道の構造とその役割は?

4 胃・小腸のしくみを説明しよう!

Q 胃はどのような構造をしていますか?

Q 小腸はどのような構造をしていますか?

5 大腸・肛門のしくみを説明しよう!

Q 大腸(盲腸，結腸，直腸)はどのような構造をしていますか?

Q 直腸・肛門はどのような構造をしていますか?

LESSON 4 消化器を説明しよう

消化管とは，口から肛門までの
ひと続きの管のことを指し，食べたものを消化・吸収し，
体外へ排泄する役割を担っています．

1 消化器の構造について説明しよう!

Q 消化管はどのような構造をしていますか?

■消化器とは

消化器とは，口から肛門までつながったひと続きの管である**消化管**と，**肝臓，胆嚢，膵臓**(LESSON5 肝臓・胆嚢・膵臓 p.59参照)から構成されています．このうち消化管とは，食べたものを消化・吸収する**口・口腔・咽頭・食道・胃・小腸**(十二指腸，空腸，回腸)・**大腸**(盲腸，上行結腸，横行結腸，下行結腸，S状結腸，直腸)と**肛門**を指します．消化管と肝臓，胆嚢，膵臓は，血管や管状の組織で連絡しています．

■消化・吸収とは

「消化」にはまず，消化管の運動によって食物を小さく砕く「**機械的消化**」が行われ，次に小さくなった食物を消化酵素によって，さらに小さな栄養素に分解する「**化学的消化**」が行われます．

化学的消化によって分解・抽出された小さな栄養素は，消化管の粘膜を通過し，血管やリンパ管に入って循環していきます．この過程を「**吸収**」といいます．

消化・吸収のために，消化管は消化酵素や電解質を含んだ消化液を1日7〜8Lほど分泌しています．

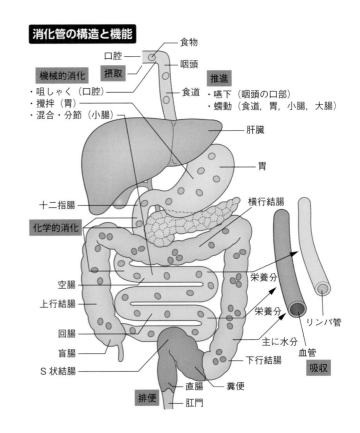

消化管の構造と機能

食物・口腔・咽頭・食道・肝臓・胃・横行結腸・十二指腸・空腸・上行結腸・回腸・盲腸・S状結腸・下行結腸・直腸・糞便・肛門・栄養分・リンパ管・血管・主に水分

機械的消化　摂取
・咀しゃく（口腔）
・攪拌（胃）
・混合・分節（小腸）

推進
・嚥下（咽頭の口部）
・蠕動（食道，胃，小腸，大腸）

化学的消化

吸収

排便

■消化管の構造

食道から大腸までの消化管の壁は，**粘膜**，**粘膜下組織**，**筋層**，**漿膜**という4層の組織からなっています．

●粘膜

粘膜は消化管の最も内側の層で，「上皮」「粘膜層」「粘膜筋板（薄い筋層）」からなります．

食物と接する粘膜の表面には上皮細胞（粘膜上皮）があり，粘液を産生し分泌する腺が開口しています．

胃の粘膜は，粘液以外に消化酵素や塩酸を分泌し，小腸の粘膜は粘液以外に腸液を分泌して栄養分の消化・吸収を助けています．

大腸の粘膜は，水や電解質を吸収して便を形成しています．また，大腸粘膜から分泌される粘液は，硬くなった便がスムーズに動くために役立っています．

各消化管の粘膜は，波状・ひだ状の形状をしており，胃ではひだの谷部に胃腺があります．小腸や大腸では，ひだの谷部を特別に「**陰窩**」といい，この陰窩で粘液の分泌が行われています．また，大腸では陰窩で吸収が行われています．

●粘膜下組織

粘膜下組織は，粘膜筋板と筋層の間にあり，双方をつないでいる薄い結合組織です．

●筋層

筋層は2層からなります．筋層の内側（粘膜側）は，消化管に同心円状に巻き付くように走行する**輪状筋（内輪筋層）**となっており，外側は消化管と平行して縦に走行する**縦走筋（外縦走筋層）**となっています．

筋肉には横紋筋と平滑筋がありますが，消化管のうち，口腔，咽頭，食道上部の筋肉は骨格筋と同じく横紋筋であり，嚥下などの際には随意的に動かすことができます．これに対し，食道，胃，小腸，大腸の筋肉は平滑筋であり，意思とは無関係にはたらく不随意運動をしています．

消化管は，輪状筋により横軸方向に収縮し，縦走筋により縦軸方向に収縮して蠕動運動を行っています．

●漿膜

漿膜は，消化管の一番外側の組織です．漿膜は消化管の表面（外側）に粘液よりもサラサラとした漿液を分泌し，他の臓器との摩擦を軽減しています．

ただし，食道や十二指腸や直腸などには漿膜はなく，筋層の外側の結合組織である外膜が最も外側の組織となっています．

各消化管の構造

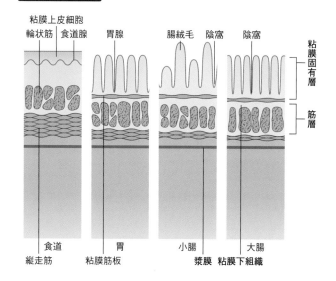

- **食道**：食塊をスムーズに通すために筋層が発達している．
- **胃**：粘膜固有層はひだ状になっている．ひだの谷部には胃液を分泌するための胃腺がある．
- **小腸**：粘膜上に腸絨毛があり，溶けた食塊の消化・吸収を行う．
- **大腸**：主に水分を吸収するため，粘膜は複雑な構造ではない．

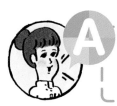

消化管には口・口腔・咽頭・食道・胃・小腸・大腸・肛門があり，食物を消化・吸収し，排泄する役割をもっています．

2 口腔・咽頭のしくみを説明しよう!

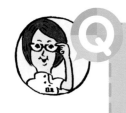

Q 口腔，咽頭の食物を
飲み込むときのはたらきは?

食べたものが胃に到着するには，**咀嚼**と**嚥下**が必要です．この咀嚼（そしゃく）と嚥下（えんげ）を行う消化器は，口腔と咽頭です．また呼吸器の一部である喉頭も関係します．

■ 咀嚼

食物は口の中で噛み砕かれ，唾液と混ざり合います．これを「咀嚼」といいます．唾液中には，アミラーゼのほか，少量ながらリパーゼという消化酵素も含まれています．唾液（粘液を含む）と混ざり合った食物には粘液混合による流動性が生じるため，飲み込みやすくなります．口腔内で小さく噛み砕かれた食物は，「食塊（しょっかい）」とよばれます．

嚥下のプロセス

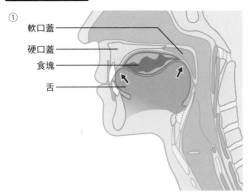

① 軟口蓋／硬口蓋／食塊／舌

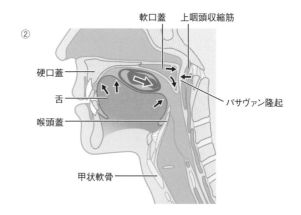

② 軟口蓋／上咽頭収縮筋／硬口蓋／舌／喉頭蓋／パサヴァン隆起／甲状軟骨

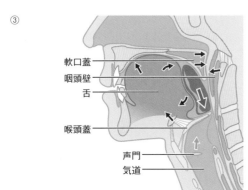

③ 軟口蓋／咽頭壁／舌／喉頭蓋／声門／気道

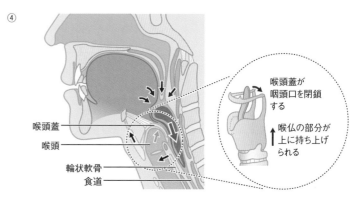

④ 喉頭蓋／喉頭／輪状軟骨／食道

喉頭蓋が咽頭口を閉鎖する／喉仏の部分が上に持ち上げられる

■嚥下

　食物が咀嚼によって十分小さくなり，流動性が生じて飲み込みが可能になると，「嚥下運動」が始まります．

　嚥下運動は，最初は随意的に始まり，食塊がある一定のところまでくると，不随意的(反射的)に進んでいきます．

　食塊が咽頭後部にまでくると，口蓋帆が挙上し，咽頭筋が収縮し，上咽頭(咽頭鼻部)が閉鎖され，軟口蓋が鼻腔を閉鎖します．続いて口腔底筋が収縮し，喉頭蓋が上に引き上げられて喉頭の入り口が閉鎖します．これにより，口腔・咽頭・食道がひとつなぎの管となり，気道(とくに気管)へ食塊が入る心配がなくなります．この状態になると，咽頭筋が波のように収縮して，食塊を食道へ押し出します．

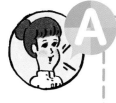

A 口腔は，食物を咀嚼し，小さな食塊に変えて咽頭へ送る消化器です．咽頭，喉頭は，筋やフタ状の組織を収縮，挙上させる嚥下運動により，食塊を食道へと送り出します．

知識をリンク！ 〔 唾液腺 〕

　唾液は口から入った食べ物が最初に出会う消化液で，アミラーゼとリパーゼという消化酵素を含みます．アミラーゼは，デンプンを分解し糖に変えます．この唾液を産生するのが，口腔の周りに存在する「唾液腺」です．

　唾液腺には，大きい順に耳下腺，顎下腺，舌下腺(この3つを大唾液腺という)，小唾液腺があります．大唾液腺は顔の左右に対に存在し，小唾液腺は口腔粘膜の至るところに多数存在しています．

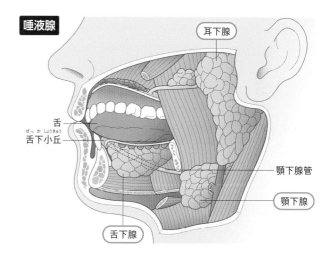

唾液腺

耳下腺
舌
舌下小丘（ぜっか しょうきゅう）
顎下腺管
顎下腺
舌下腺

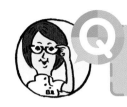

③ 食道のしくみを説明しよう!

Q 食道の構造とその役割は?

■食道の構造

食道は，細長い筋性の管（**管腔臓器** ＊）で，咽頭と胃をつないでいます．その長さは成人で約25cmとなっています．

食道の筋肉はよく発達しており，口腔，咽頭，喉頭を経て送られてきた大きな食塊も通過させることができます．

食道は，喉頭の輪状軟骨の後ろあたり（第6頸椎の高さ）から始まり，呼吸気管の後ろ側を下方へと走行します．そのまま横隔膜の食道裂孔という孔を貫通して腹腔へ入り，胃へとつながっています．

食道は，気管分岐部では気管と大動脈の間の狭い空間を通るため，細くなっています．これを食道の第2狭窄部といいます．食道には，このような生理的狭窄部位が3か所あります．前述の気管分岐部（第2狭窄部）のほか，食道の起始部（輪状軟骨部）と終末部（横隔膜貫通部）も狭窄しており，それぞれ第1・第3狭窄部とよばれます．とくに起始部と終末部の筋は緊張が強く，通常は収縮・閉鎖しています．起始部の筋を**上食道括約筋**，終末部の筋を**下食道括約筋**といいます．

食道壁の構成は，内腔側から粘膜上皮，粘膜層，粘膜筋板，粘膜下層，固有筋層，外膜（漿膜）で構成されています．食道壁の内側表面の粘膜は扁平上皮でできており，未消化の食塊の摩擦にも耐え得るようになっています．

＊管腔臓器：管状や袋状で，内部が空間となっている臓器のこと．消化管の各臓器は，すべて管腔臓器である．

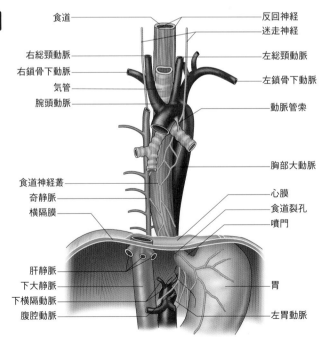

食道の構造

- 食道
- 反回神経
- 迷走神経
- 右総頸動脈
- 左総頸動脈
- 右鎖骨下動脈
- 左鎖骨下動脈
- 気管
- 腕頭動脈
- 動脈管索
- 胸部大動脈
- 食道神経叢
- 奇静脈
- 横隔膜
- 心膜
- 食道裂孔
- 噴門
- 肝静脈
- 下大静脈
- 下横隔動脈
- 腹腔動脈
- 胃
- 左胃動脈

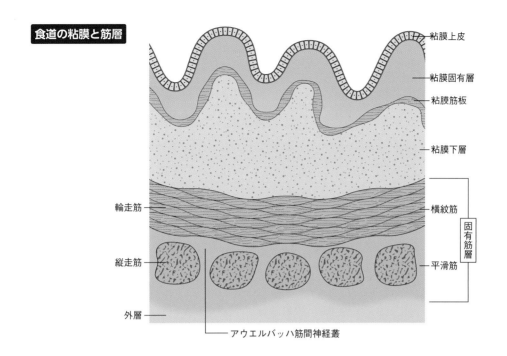

食道の粘膜と筋層

粘膜上皮
粘膜固有層
粘膜筋板
粘膜下層
横紋筋
固有筋層
平滑筋
輪走筋
縦走筋
外層
アウエルバッハ筋間神経叢

■ **食道の役割**

食道の役割は，よく発達した筋肉を使って力強い蠕動運動を行い，口腔で咀嚼された食塊を咽頭から胃まで送ることです．食塊が咽頭までくると，収縮・閉鎖していた食道起始部の上部食道括約筋が弛緩し，食塊は食道に入ります．食道に入った食塊は食道壁の蠕動で下方へ降りていき，横隔膜貫通部に至ります．すると，それまで収縮・閉鎖していた下部食道括約筋が弛緩し，食塊は胃内へ入っていきます．

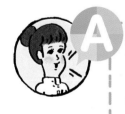

食道とは，咽頭と胃をつなぐ約25cmの管腔臓器です．食道は発達した筋肉を持ち，力強い蠕動を行って，咀嚼・嚥下された食塊を胃へと送っています．

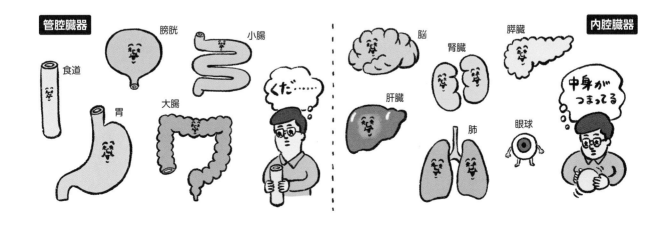

管腔臓器　膀胱　小腸　食道　胃　大腸

内腔臓器　脳　腎臓　膵臓　肝臓　肺　眼球

4 胃・小腸のしくみを説明しよう!

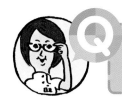

胃はどのような構造をしていますか?

■胃の構造

胃は食道から続く，大きく広がった袋状の管腔臓器です．胃の出口は，次の消化管である十二指腸とつながっています．

胃には部位ごとに，以下のような呼称があります．

- **噴門部**：胃の入り口の部分
- **胃底部(穹窿部)**：胃の最上部でドーム状の部分
- **胃体部**：胃の中央部
- **前庭部**：胃体部に続く十二指腸に近い部分
- **幽門部**：十二指腸への入り口の部分

また，胃の外側のカーブを「**大彎**」，内側のカーブを「**小彎**」といいます．小彎の屈曲部は，**胃角**といいます．

胃壁は，内腔側より粘膜上皮，粘膜固有層，粘膜筋板，粘膜下層，固有筋層，漿膜(漿膜下層と漿膜からなる)でできています．胃の粘膜上皮の多くは，縦長の円柱細胞でできています(円柱上皮)．

■胃の粘膜の特徴

胃粘膜内側の表層は**円柱上皮**に被われていて，その形状は波状・ひだ状になっています．このひだを**胃小区**といいます．ひだの谷部は**胃小窩**とよばれ，粘膜固有層に接しています．

胃小窩には，胃液を分泌する胃腺があります．胃腺は複数の種類の細胞からなり，細胞の種類ごとに分泌される物質も異なっています．また，噴門部には粘液を分泌する**噴門腺**，胃底部には**胃底腺**，幽門部には**幽門腺**があります．

胃の構造

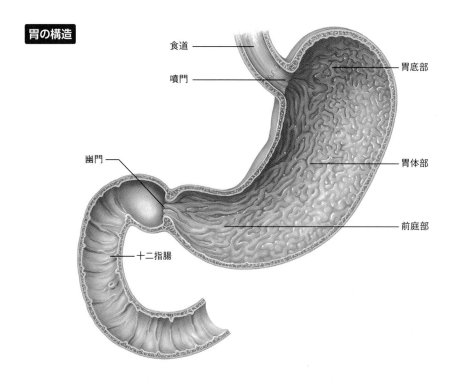

食道
噴門
胃底部
胃体部
幽門
前庭部
十二指腸

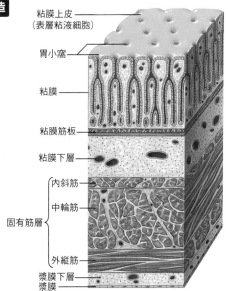

胃粘膜の構造

粘膜上皮（表層粘液細胞）
胃小窩
粘膜
粘膜筋板
粘膜下層
内斜筋
中輪筋
固有筋層
外縦筋
漿膜下層
漿膜

胃底腺の構造

円開口部（胃小窩）
表層粘液細胞（粘液分泌）
副細胞（粘液分泌）
壁細胞（胃酸分泌）
主細胞（ペプシノーゲン分泌）
腺底

●**主細胞，壁細胞，副細胞からなる胃腺**

　胃底部や胃体部にある胃腺は，主細胞，壁細胞，副細胞で構成されます．ひだの谷底にある主細胞は，蛋白分解酵素・ペプシンの前駆物質である**ペプシノーゲン**を分泌します．ペプシノーゲンは，壁細胞が分泌する塩酸により，活性型の**ペプシンに変化**していきます．ひだの頂上付近にある副細胞からは**ムチン**を多く含む粘液が分泌され，胃粘膜の表面を護る1枚の保護膜を作っています．このムチンの保護膜のおかげで，胃粘膜は強烈な塩酸から自分自身を護ることができるのです．

●**幽門腺の腺細胞**

　幽門腺は幽門部に分布し，その腺細胞は幽門の粘膜固有層に存在しています．つまり，ひだ状の胃粘膜の谷部分，「胃小窩」に腺細胞が開口しているということです．

　幽門腺の腺細胞は，主に粘液を分泌しています．さらに，幽門腺のなかには**基底顆粒細胞（G細胞）**という内分泌細胞があ

り，**ガストリン**というホルモンを血液中に分泌しています．ガストリンは胃底腺の壁細胞を刺激して塩酸の分泌を促進する作用を持ちます．基底顆粒細胞にガストリンを分泌させるのは，胃内腔の刺激です．つまり，胃内に食物が入ってくると，基底顆粒細胞が興奮してガストリンが分泌され，壁細胞に塩酸を分泌させる，というわけです．

■**胃の役割**

　胃は小腸で行われる本格的な消化・吸収のために，食塊をさらに小さくし，殺菌し，完全ではないもののある程度消化します．

　胃は，食道から入ってきた食塊の量に応じて，収縮を多様に変化させることで食塊を細かくしていきます．同時に，食塊に胃液を混ぜて1mm以下の「び粥（粥状）」にしていきます．さらに，幽門方向に向かう蠕動運動を行い，び粥となった食塊を十二指腸へと運んでいきます．

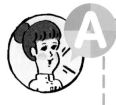

胃は，食道から続く管腔臓器です．胃の部位には，噴門部，胃底部，胃体部，前庭部，幽門部があります．また，胃小窩には胃液を分泌する複数の種類の細胞からなる胃腺があり，細胞の種類ごとに分泌される物質が異なります．

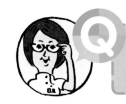

胃で消化作用を受けた食物は，小腸で本格的に消化・吸収されます．

小腸は，胃と大腸をつなぐ全長約6mの管状臓器です．小腸は，口側から**十二指腸，空腸，回腸**の3つの部位からなっています．

■ 小腸の構造

● 十二指腸

十二指腸は，輪状のひだ（**輪状ヒダ**）で覆われていますが，胃の幽門部付近の十二指腸球部ではひだはみられません．

大十二指腸乳頭（ファーター乳頭）は，胆汁と膵液の流れを調節しています．また，小十二指腸乳頭には副膵管がつながり，膵液のみが流れ込んでいます．

● 空腸・回腸

空腸は十二指腸空腸曲に始まり，明確な境目はなく回腸に移行し，大腸の盲腸につながります．

空腸と回腸は十二指腸に比べるとはるかに長く，また外側に腸間膜を有するため，腸間膜小腸ともよばれます．

● 腸絨毛の構造

小腸の壁の構成は，内腔側から粘膜上皮，粘膜固有層，粘膜筋板，粘膜下層，固有筋層，漿膜（漿膜下層と漿膜からなる）です．

小腸の粘膜は腸管の長軸に対し，輪状のひだを形成しています．小腸粘膜の特徴は，ひだを形成している粘膜上皮と粘膜固有層の表面から，指のような突起，「**腸絨毛**」が出ていることです．腸絨毛の表面の大部分は，吸収上皮細胞からなります．この吸収上皮細胞の頂上には「**微絨毛**」があります．

小腸の表面積は，輪状ヒダ，腸絨毛，腸絨毛上の微絨毛により，約200m^{2}と非常に広くなっています．この広大な面積は，食物の消化・吸収において大きな利点となっています．

■ 小腸の役割

● 小腸の分泌物

腸絨毛と腸絨毛の間の谷底の部分，陰窩には腸腺（リーベルキューン腺）があります．この腸腺は，大量の腸液（水と電解質と粘液）を産生・分泌しています．胃で細かくなったび粥は，腸液の水分を吸ってさらに流動性を高め，腸絨毛上の吸収上皮

小腸の構造

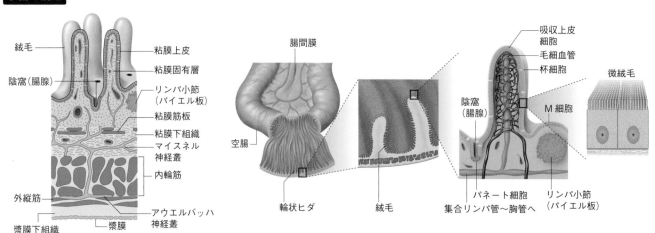

細胞になじみやすい状態になります．これにより，び粥の栄養分は吸収されやすくなるのです．

腸絨毛の上にあり，微絨毛を有する吸収上皮細胞は，さまざまな消化酵素を産生・分泌しています．そのため，び粥は微絨毛の表面に接触するとすみやかに消化され，吸収されていきます．

吸収上皮細胞が産生・分泌する消化酵素には，二糖類を単糖類に分解するマルターゼ，ラクターゼ，スクラーゼ，小分子のポリペプチドを単一アミノ酸に分解するペプチダーゼ，脂質を分解するリパーゼなどがあります．

●腸絨毛の役割

粘膜上皮のすぐ下にあり，腸絨毛の芯ともいえる粘膜固有層には，毛細血管網が非常に密に張り巡らされています．この毛細血管網は，吸収上皮細胞（粘膜上皮）に酸素や栄養を送るとともに，吸収上皮細胞が吸収した食物中の糖やタンパクを回収しています．

腸絨毛の中軸部には，先端が盲端（端が閉じていること）ではじまる毛細リンパ管が縦走しています．これは中心乳糜腔（中心リンパ管）とよばれ，吸収上皮細胞が吸収した脂肪を回収する役割を担っています．

■小腸が消化・吸収のために行う運動

ほとんどのび粥（食塊）の消化・吸収は，小腸で行われます．そのために，小腸は機械的消化と化学的消化を活発に行うため，蠕動運動，混合運動（分節運動）が行われています．蠕動運動は，び粥を小腸から大腸に向けて移送し，混合運動（分節運動）によってび粥を消化液と混和します．

これらの運動を繰り返し，2〜25cm/秒の速さで肛門側に消化管腔内容物を搬送しています．

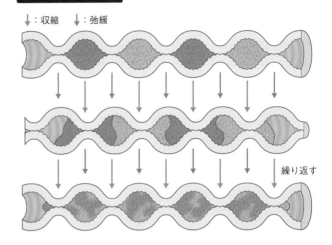

混合運動（分節運動）

↓：収縮　↓：弛緩

繰り返す

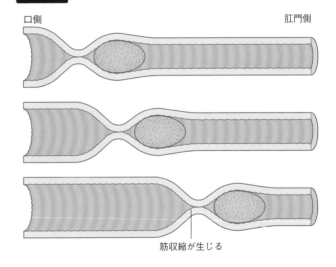

蠕動運動

口側　　　　　　　　　　　　　　　　肛門側

筋収縮が生じる

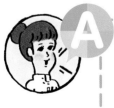

A 小腸は，胃と腸をつなぐ全長約6mの管状臓器で，十二指腸，空腸，回腸の3つの部位から構成され，腸絨毛をもつ総表面積の広い器官です．小腸はさまざまな消化酵素の分泌や混合（分節）運動，蠕動運動により，食塊の消化・吸収を行っています．

5 大腸・肛門のしくみを説明しよう！

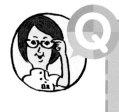

Q 大腸（盲腸，結腸，直腸）は どのような構造をしていますか？

■**大腸とは**

　大腸は，消化管の最後の部位です．小腸と大腸の境界部にある回腸末端の**回盲弁**（かいもうべん）から始まり，**盲腸**，**上行結腸**，**横行結腸**，**下行結腸**，**S状結腸**，**直腸**と続き，**肛門**に終わります．

　大腸の長さは約1.5〜2mで，太さは約5〜6cmと，小腸よりも太くなっています．

　大腸の第一の役割は，①水と電解質の吸収と②糞便の形成です．口から入った食物が大腸まで達するのには，約13時間かかるといわれています．ここからさらに12〜24時間かけて糞便となり，肛門から体外へ排泄されます．

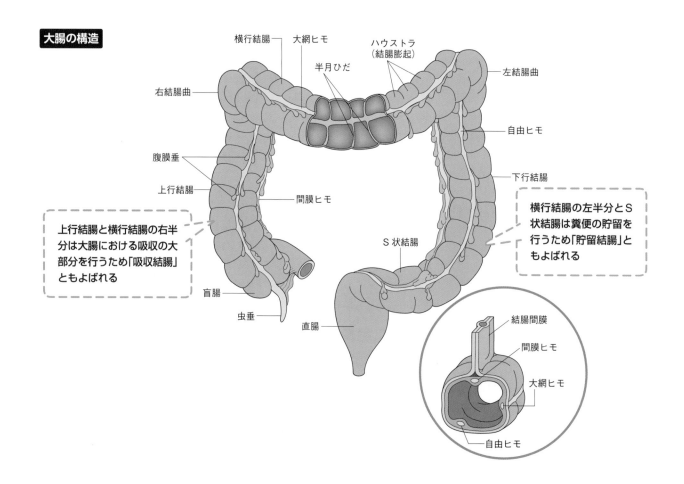

大腸の構造

横行結腸　大網ヒモ　ハウストラ（結腸膨起）
半月ひだ　左結腸曲
右結腸曲　自由ヒモ
腹膜垂　下行結腸
上行結腸　間膜ヒモ
盲腸　S状結腸
虫垂　直腸

上行結腸と横行結腸の右半分は大腸における吸収の大部分を行うため「吸収結腸」ともよばれる

横行結腸の左半分とS状結腸は糞便の貯留を行うため「貯留結腸」ともよばれる

結腸間膜
間膜ヒモ
大網ヒモ
自由ヒモ

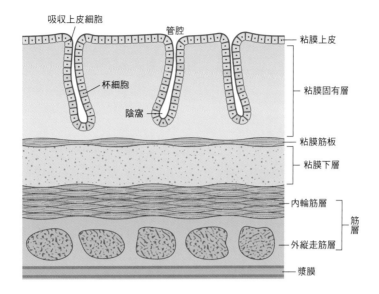

大腸粘膜

吸収上皮細胞
管腔
杯細胞
陰窩

粘膜上皮
粘膜固有層
粘膜筋板
粘膜下層
内輪筋層
外縦走筋層
漿膜
筋層

■ 大腸の構造
● 大腸粘膜の特徴

大腸の粘膜の構成は，内腔側より粘膜上皮，粘膜固有層，粘膜筋板，粘膜下層，筋層(内輪筋層と外縦筋層)，漿膜(漿膜下層と漿膜)です．

大腸の粘膜はなめらかで，粘膜上皮は，小腸と同じく吸収上皮細胞で構成されています．この粘膜上皮とその下の粘膜固有層は，大きめのひだを形成しています．深く切れ込んだ谷底の陰窩は，粘液を分泌する杯細胞に富んでいます．また，陰窩以外の粘膜上皮にも杯細胞が多く存在し，粘液を分泌しています．この粘液は，大腸内で硬くなっていくび粥(糞便)をなめらかにし，大腸の粘膜を保護するはたらきがあります．

陰窩には微絨毛を有する吸収上皮細胞が多く存在し，この細胞が水や電解質の再吸収を行っています．

● 大腸を蠕動させる筋層と結腸ヒモ

大腸にも，小腸同様に内輪筋層と外縦筋層があります．盲腸と結腸(上行結腸，横行結腸，下行結腸，S状結腸)の筋層の中央には，結腸ヒモとよばれる帯のようなものが縦に走っています．結腸ヒモとは，外縦筋層が寄せ集まって形成されたもので，大網ヒモ，間膜ヒモ，自由ヒモの3本があります．

■ 大腸の運動の特徴
● 膨起形成(ハウストレーション)

大腸においても，小腸と同様に，蠕動運動，混合運動(分節運動)が行われています．

大腸の混合運動は，膨起形成(ハウストレーション)とよばれます．膨起形成の特徴は，小腸の場合と異なり非常にゆっくりで，大きな環状の収縮が起こることです．各収縮部で約25cm幅の輪状筋が非常に強力に収縮し，縦走筋で形成された結腸ヒモも同時に収縮します．このように，輪状筋と縦走筋の両方が同時に収縮するため，そのほかの刺激を受けていない部分の輪状筋と縦走筋が弛緩し，外側に大きく膨らんで，膨起とよばれる袋状の形を作り出します．

膨起形成は約30秒でピークを迎え，その後約60秒かけてゆっくり消失していきます．これによって，び粥はゆっくりと直腸方向へ動きます．数分後，膨起形成が消失した部位の近くで別の輪状筋と結腸ヒモが収縮し，新たな膨起を作り出します．これにより，大腸内のび粥は，粘土をこねるように混ぜ合わされます．その結果，すべてのび粥が大腸の表面に触れ，水分と溶解物が徐々に吸収されて，1日あたり80～200mLほどの糞便が排出されます．

● 総蠕動(大腸の蠕動運動)

大腸には，小腸にみられるような激しい蠕動運動はみられません．かわりに1日に1～2度だけ，「総蠕動」がみられます．総蠕動が最も起こりやすい時間帯は朝食後1時間以内で，10～30分間ほど続きます．

総蠕動は，結腸の上流から下流にかけて時間差で起こる輪状筋の強力な収縮で，通常は横行結腸からS状結腸にかけて起こ

ります.

まず, 便の貯留などで結腸が拡張した場所か, 神経からの刺激を受けた場所 (いずれも通常は横行結腸) で輪状筋の収縮が起こり, 続いて, そこから20cmほど下流の結腸が隆起を失ってともに収縮し, 収縮部位にあったび粥 (便塊) を下方のS状結腸方向に押しやります. その後, 収縮部位はゆっくりと弛緩し, 同様の運動が少し離れた部位で起こります. これが10〜30分ほど持続するのが総蠕動です.

総蠕動により便塊が直腸に到達すると, **排便中枢**が刺激されて便意を催し, 便塊は**糞便**として排泄されます.

■大腸の役割
●水と電解質の吸収

大腸は, 水や電解質を吸収しますが, 栄養分は吸収しません. 大腸は通常約1.5Lの水を吸収しており, 最大で約5〜7Lの

水を吸収することができます. それ以上の水分が大腸に入ると, 過剰な水分は下痢として排泄されます.

●糞便形成

食塊は胃や小腸を通過する過程で, 機械的消化や化学的消化により細かく分解されます. そして, その栄養分のほとんどは小腸で吸収されます. そのため, 大腸に入ってくるび粥は, 消化することができなかった食物残渣 (ざんさ) と, 水と電解質となります.

大腸内には小腸と異なり多くの細菌が生息しています. これらの腸内細菌は, 食物残渣を発酵や腐敗させることで, さらなる分解を行います.

大腸では, 水や電解質を再吸収し, 小腸から入ってきたときには泥状だった内容物を固形化して半固形状の糞便を形成します. 糞便は, 直腸・肛門を通って体外に排泄されます.

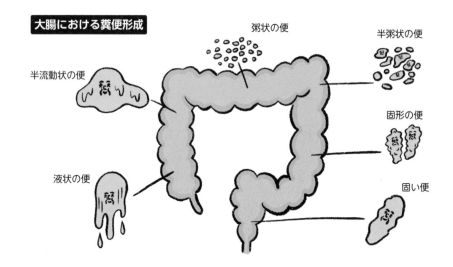

大腸における糞便形成

粥状の便
半粥状の便
半流動状の便
固形の便
液状の便
固い便

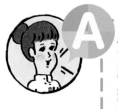

A 大腸は, 小腸と大腸の境界部にある回腸末端の回盲弁から始まり, 盲腸・上行結腸・横行結腸・下行結腸・S状結腸・直腸と続き, 肛門に終わる長さ1.5〜2mの臓器です. び粥の水分と電解質を吸収し, 糞便を形成します. 膨起形成と総蠕動により, び粥は硬くなりながら, 盲腸, 結腸, 直腸へと移動していきます.

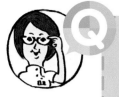

Q 直腸・肛門はどのような構造をしていますか？

直腸と肛門の構造

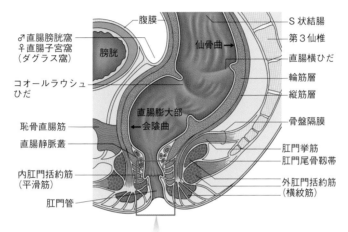

- 腹膜
- S状結腸
- ♂直腸膀胱窩 ♀直腸子宮窩（ダグラス窩）
- 膀胱
- 仙骨曲→
- 第3仙椎
- コオールラウシュひだ
- 直腸横ひだ
- 輪筋層
- 縦筋層
- 直腸膨大部 ←会陰曲
- 骨盤隔膜
- 恥骨直腸筋
- 肛門挙筋
- 直腸静脈叢
- 肛門尾骨靱帯
- 内肛門括約筋（平滑筋）
- 外肛門括約筋（横紋筋）
- 肛門管

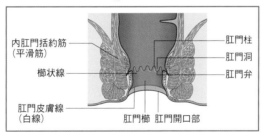

- 内肛門括約筋（平滑筋）
- 肛門柱
- 肛門洞
- 櫛状線
- 肛門弁
- 肛門皮膚線（白線）
- 肛門櫛 肛門開口部

■直腸・肛門の構造

　S状結腸から直腸に移行すると，結腸膨起や結腸ヒモはなくなります．直腸内部には3つのひだがあり，それぞれ上・中・下直腸横ひだとよばれます．このうち，中直腸横ひだから肛門の間を直腸膨大部といいます．

　直腸と肛門は，肛門から4〜5cm入った位置にある肛門直腸線により区切られます．肛門直腸線より下の肛門は，内・外肛門括約筋と肛門挙筋に囲まれています．

■排便のしくみ

　排便は随意的に調節することもできますが，通常は不随意的（反射的）に自動で進行していきます．

　糞便が直腸膨大部に到達して溜まると，直腸膨大部は膨張します．直腸膨大部にある伸展受容体が膨張の程度を感知すると，求心性線維（神経）を経て，仙髄にある**排便中枢**に刺激（情報）が伝わります．その刺激は，排便中枢から大脳に届けられ，ヒトは便意を感じるのです．

　排便中枢は，副交感神経を介して**内肛門括約筋**を弛緩させます．これと同時に**直腸外縦筋**が収縮し，便は直腸外へと押し出されます．このとき，横隔膜と腹壁筋が緊張するために腹圧は高くなり，排便をサポートします．

　外肛門括約筋は，随意的に動かすことができ，収縮させることによって，ある程度の時間，排便を遅らせることができます．このようなしくみで，私たちはトイレに行くまでの時間，排便をがまんできるのです．

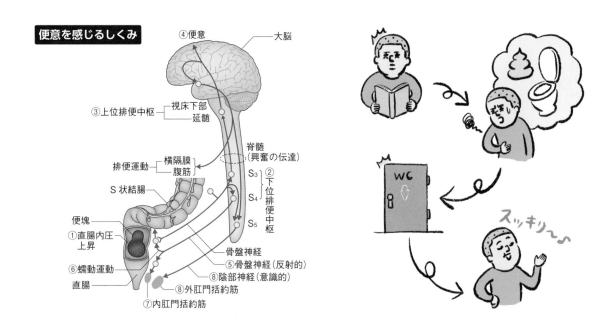

便意を感じるしくみ

④便意 ── 大脳

③上位排便中枢 ── 視床下部
             延髄

                     脊髄
                     (興奮の伝達)
排便運動 ── 横隔膜   S₃
            腹筋   ②下位排便中枢
S状結腸   S₄

便塊   S₅
①直腸内圧
 上昇   骨盤神経
⑥蠕動運動   ⑤骨盤神経(反射的)
直腸   ⑧陰部神経(意識的)
                 ⑧外肛門括約筋
       ⑦内肛門括約筋

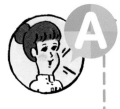

直腸，肛門は排泄にかかわる器官です．直腸は，糞便が溜まると膨張を感知して，排便中枢へと刺激を伝えています．肛門の外肛門括約筋は意思で収縮させることができ，排泄の意識的な抑制に役立っています．

●●●● 知識をリンク！ ●●●● { 腹膜 } ●●●●●●●●●●●●●●●●●●●●●●●●●

　腹腔は，「腹膜」という膜に被われています．腹膜の構造を理解するために，膨らませた風船を想像してみましょう．風船自身が腹膜で，風船のなかの空間が腹腔です．

　風船に横から柄の付いたゴルフボールを押し込むと，風船はゴルフボールを包み込むように変形します．この柄のついたゴルフボールが，消化管に相当します．実際には，消化管は上から下に連なるひと続きの管のため，消化管に腹膜が絡まるようになっています．

　消化管に見立てたボールを直接包み込んでいる風船のゴム膜を「臓側腹膜(ぞうそくふくまく)」といい，ボールと直接に接しない反対側の風船のゴム膜を「壁側腹膜(へきそくふくまく)」といいます．また，消化管を包んだ腹膜が両側から合わさった部分を「腸間膜」といいます．

腹膜の構造

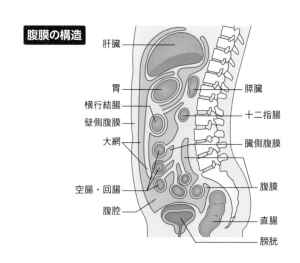

肝臓
胃
横行結腸   膵臓
壁側腹膜   十二指腸
大網   臓側腹膜
空腸・回腸   腹膜
腹腔   直腸
                膀胱

❶ 肝臓について説明しよう!

Q 肝臓はどのような構造をしていますか?

❷ 胆嚢を説明しよう!

Q 胆嚢はどのような構造をしていますか?

❸ 膵臓のしくみを説明しよう!

Q 膵臓はどのような構造をしていますか?

Q 膵臓の外分泌機能, 内分泌機能のそれぞれのはたらきは?

肝臓・胆嚢・膵臓を説明しよう

肝臓・胆嚢・膵臓は，消化管とともに消化器を
構成する器官で，栄養分の代謝や胆汁の産生・貯蔵，
消化液やホルモンの分泌を行っています．

1 肝臓について説明しよう！

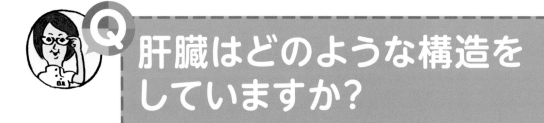

Q 肝臓はどのような構造をしていますか？

■肝臓とは

　肝臓は，右側の肋骨に囲まれている，人体で最も大きな臓器です．栄養分の分解や合成（代謝），胆汁の産生など，ヒトが生きていくために欠かせないはたらきを担っています．

　肝臓の役割は，消化管から吸収された栄養分を処理・貯蔵し，末梢の各臓器へ送り出すことです．また，各臓器から運ばれてきた栄養分を再利用するための処理や，毒物・薬物などの処理を行い，代謝された物質を血液中に戻したり，胆汁中に分泌して消化管へ排出しています．

　さらに，肝臓は腸管から入ってくる細菌の防御フィルター役も果たしています．

　また，肝臓は再生能力を持っており，仮に一部が損傷したとしても，元通り再生することができます．この能力を利用して，生体ドナーから肝臓の一部を切除して移植する生体肝移植が行われています．

■肝臓の構造

　肝臓の前面は，腹壁に囲まれており，なめらかな形状をしています．一方，裏面には横隔膜，胃，腎臓，横行結腸などの臓器が押し付けられたようなあと（圧痕）が認められます．

　肝臓は前面からみると，大きな右葉と小さめの左葉に分かれており，その間は**肝鎌状間膜**（かまじょう）という腹膜の一部により仕切られています．

　肝臓の裏面上部には尾状葉，下部には方形葉があり，その間に，血管の入り口ともいえる**肝門部**があります．肝門部には，①心臓からの血液が流れる**固有肝動脈**と，②小腸で吸収した栄養豊富な血液が流れる**門脈**が入り込みます．肝臓で処理された血液は，**肝静脈**から出ていきます．

　また肝臓からは，胆汁を胆嚢へと届けるチューブである胆管が出ています．

■肝小葉の構造

　肝臓そのものは多数の「**肝小葉**」（かんしょうよう）で構成されています．

　肝小葉は直径1mm，長さ2mmほどの六角柱で，断面も六角形になっています．

　肝臓にはこの肝小葉がぎっしりと詰まっているため，あたかも蜂の巣のようにみえます．

肝臓の構造と区域

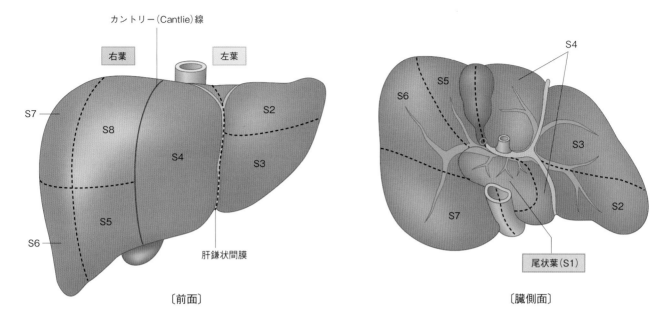

〔前面〕　　　　　　　　　　　　　　　　　　　　〔臓側面〕

- 肝の区域はグリソン系（門脈，肝動脈，胆管）の支配により決まる.
- 肝の構造の基本は，グリソン系と肝静脈とがからみ合うかたちである.
- 太い肝静脈は区域の境界部を走行する.

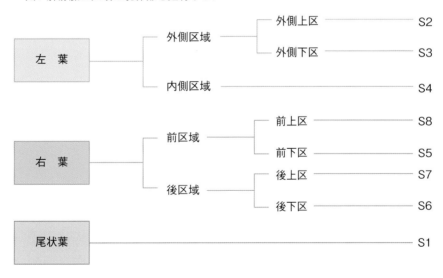

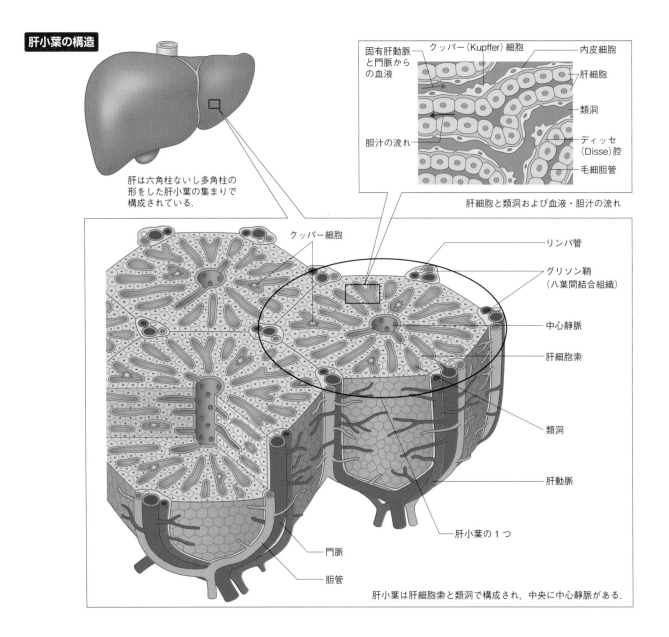

肝小葉の構造

肝は六角柱ないし多角柱の
形をした肝小葉の集まりで
構成されている.

固有肝動脈
と門脈から
の血液

クッパー（Kupffer）細胞　　　内皮細胞

肝細胞

類洞

胆汁の流れ

ディッセ
（Disse）腔

毛細胆管

肝細胞と類洞および血液・胆汁の流れ

クッパー細胞

リンパ管

グリソン鞘
（八葉間結合組織）

中心静脈

肝細胞索

類洞

肝動脈

肝小葉の１つ

門脈

胆管

肝小葉は肝細胞索と類洞で構成され，中央に中心静脈がある.

●肝内の血管の走行

肝小葉の六角形の中心には，**中心静脈**が通っています．また，六角柱とその隣の六角柱との間には，**小葉間動脈**，**小葉間静脈**（**門脈**），**小葉間胆管**がまとまって走行しています．

肝臓の毛細血管は，肝小葉の外側の小葉間動脈，小葉間静脈，小葉間胆管と中心静脈との間にあります．小葉間動脈と小葉間静脈は，肝小葉で合流して**洞様毛細血管（類洞**）となり，肝細胞索の側を流れて中心静脈に達します．

動脈血と門脈血は，洞様毛細血管を通りながら，肝細胞に消化管や末梢からの栄養分や老廃物，**ビリルビン**（ヘモグロビン

の代謝産物）を運びます．同時に，肝細胞に酸素を供給し，肝細胞から二酸化炭素を受け取ります．

肝細胞は，さまざまな処理を行ってできた新たな栄養分を血液中に送り返したり，老廃物を処理して血液中に戻したり，胆汁中に分泌したりしています．特筆すべきものとしては，タンパク質（アミノ酸）の代謝産物である**アンモニア**を**尿素**に変え，腎臓から排出しています．

ビリルビンには，**グルクロン酸抱合**という処理を加え，胆汁中へ分泌します．この胆汁は消化管に排出されます．

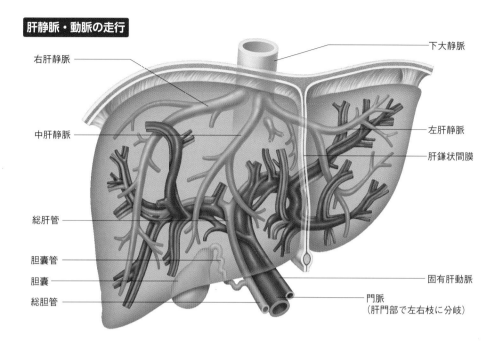

肝静脈・動脈の走行

右肝静脈

中肝静脈

総肝管

胆嚢管

胆嚢

総胆管

下大静脈

左肝静脈

肝鎌状間膜

固有肝動脈

門脈
（肝門部で左右枝に分岐）

●小葉間胆管

　小葉間胆管には，肝細胞で作られた胆汁が流れています．肝臓は1日およそ500〜1,000mLの胆汁を産生しています．胆汁は，水や電解質のほかに，ビリルビン，胆汁酸，コレステロール，レシチンなどを含んでいます．また，薬物の代謝産物も胆汁に含まれます．

　胆汁のほとんどは小腸で再吸収され，再び肝臓に戻って胆汁の合成に使われます．これを「腸肝循環」といいます．

　また，小腸での消化・吸収に利用されなかったコレステロールや胆汁色素，薬物の代謝産物，毒物などは糞便として体外に排出されます．

　産生された胆汁は，肝細胞と肝細胞の隙間を走る毛細胆管のなかに分泌されます．小葉間胆管，それらの集合である肝管へ流れ，肝管，胆嚢，総胆管，膵管を経て十二指腸へと出ていきます．

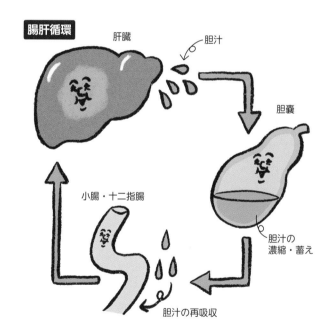

腸肝循環

肝臓　胆汁
胆嚢
小腸・十二指腸
胆汁の濃縮・蓄え
胆汁の再吸収

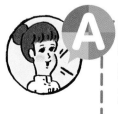

A 肝臓は多数の肝小葉で構成されています．肝小葉同士の間には小葉間動脈・小葉間静脈・小葉間胆管が走っており，血液や肝臓で作られた胆汁を運んでいます．

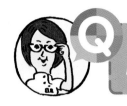

② 胆嚢を説明しよう!

Q 胆嚢はどのような構造をしていますか?

■胆嚢とは

胆嚢とは，胆嚢管につらなる袋状の臓器のことで，肝臓でつくられた**胆汁**を一時的に貯蔵する役割をはたしています．

胆嚢は，必要に応じて自ら収縮することにより，胆管，膵管を通して，胆汁を消化管へと排出しています．

■胆嚢の構造と役割

ナス型の形状をした胆嚢の内腔には，絨毛が密生しています．絨毛上皮は水分をよく吸収するため，胆嚢は胆汁を最大約10倍まで濃縮して溜めておくことができます．

絨毛上皮の外側には平滑筋層があり，この筋層が収縮すると胆嚢全体が収縮し，胆汁を小腸へ排出します．胆嚢の壁は層構造になっており，平滑筋層の外側は漿膜があります．

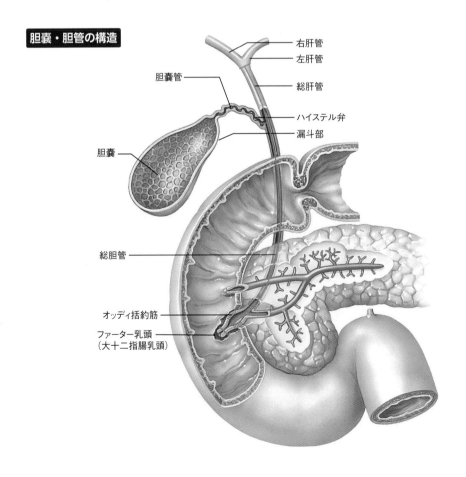

胆嚢・胆管の構造

- 右肝管
- 左肝管
- 総肝管
- 胆嚢管
- ハイステル弁
- 漏斗部
- 胆嚢
- 総胆管
- オッディ括約筋
- ファーター乳頭（大十二指腸乳頭）

肝外胆道系の区分

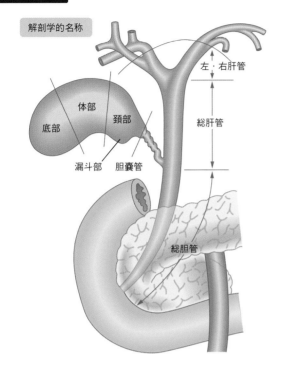

解剖学的名称

左・右肝管
総肝管
体部
頚部
底部
漏斗部　胆嚢管
総胆管

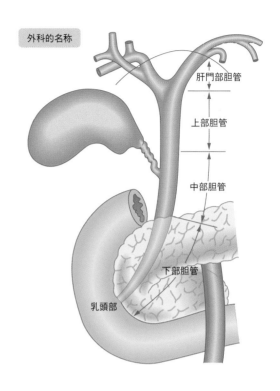

外科的名称

肝門部胆管
上部胆管
中部胆管
下部胆管
乳頭部

■胆管の構造

　胆管は，肝臓で産生された胆汁を十二指腸に排出するための管です．肝小葉の毛細血管に始まる胆管は，徐々に合流して太くなり小葉間肝管（肝三つ組の一つ）を経て，左右の肝管となり，肝外に出ます．左右の肝管は合流して総肝管となり，ここから胆嚢に向かう短い胆嚢管が分岐しています．

　胆嚢管が分岐したところから先で「**総胆管**」に名称が変わります．総胆管は十二指腸の後方を通り，膵頭部を貫いて膵管に合流し，十二指腸の後壁にある**大十二指腸乳頭（ファーター乳頭）**に開口します．総胆管は全長6〜8cmあります．

　大十二指腸乳頭には**オッディ括約筋**があり，この括約筋が収縮することで乳頭口は閉鎖されます．これにより，消化が行われないときは，胆汁を総胆管や胆嚢に溜めておくことができます．

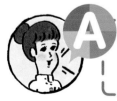

A 胆嚢は，肝臓で作られた胆汁を一時的に貯蔵する袋状の臓器です．胆嚢には平滑筋層があり，自ら収縮して胆汁を胆管へと排出します．

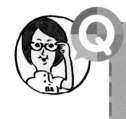

③ 膵臓のしくみを説明しよう!

Q 膵臓はどのような構造を
していますか?

■膵臓の構造

膵臓は,腹部のほぼ真ん中,ちょうど胃の裏側に位置しています.膵臓は十二指腸と接しており,その前面は腹膜に被われています.この位置関係は,まるで膵臓が腹膜という毛布を被って十二指腸を枕に寝そべっているようにもみえます.

膵臓は身体の最深部にあるため,異常がみつけにくい臓器といえます.

膵臓はの最も太い部分を「**膵頭部**(すいとう)」,先端を「**膵尾部**(すいび)」,その中間を「**膵体部**(すいたい)」とよびます.

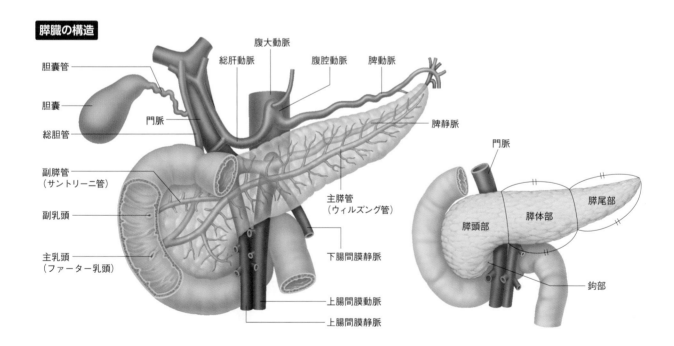

膵臓の構造

胆嚢管
胆嚢
総胆管
門脈
副膵管
(サントリーニ管)
副乳頭
主乳頭
(ファーター乳頭)
総肝動脈
腹大動脈
腹腔動脈
脾動脈
脾静脈
主膵管
(ウィルズング管)
下腸間膜静脈
上腸間膜動脈
上腸間膜静脈
門脈
膵頭部
膵体部
膵尾部
鈎部

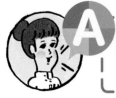

A 膵臓は腹部の中心,体の最も深部に位置する臓器です.最も太い部分から順に膵頭部,膵体部,膵尾部の3部位に分けられます.

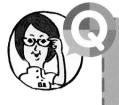

膵臓の外分泌機能，内分泌機能のそれぞれのはたらきは？

■ 膵液の分泌（膵臓の外分泌機能）

膵臓は，消化酵素とホルモンを産生し，分泌しています．

消化器としての膵臓は，膵管から消化酵素を含んだ膵液を，消化管（十二指腸）へと分泌します．この消化酵素を分泌するはたらきのことを，**外分泌機能**といいます．

膵臓が作る消化酵素には，トリプシノーゲン，キモトリプシノーゲン，カルボキシペプチダーゼ，α-アミラーゼ，リパーゼがあります．

トリプシノーゲンとキモトリプシノーゲンは蛋白分解酵素です．これらはそのまま分泌されると膵臓そのものを消化してしまうため，膵臓では非活性型として分泌され，小腸に入ってから小腸内のエンテロキナーゼにより，それぞれトリプシンとキモトリプシンという活性型になります．

カルボキシペプチダーゼもトリプシノーゲンとキモトリプシノーゲンと同様に蛋白分解酵素です．

α-アミラーゼは，マルトースやブドウ糖重合体などの多糖類を分解します．

リパーゼは乳化（ミセル化）した脂質を加水分解します．

■ 表1　膵液（消化酵素）の種類とそのはたらき

消化酵素	はたらき
トリプシノーゲン	タンパクを分解する
キモトリプシノーゲン	タンパクを分解する
カルボキシペプチダーゼ	タンパクを分解する
α-アミラーゼ	多糖類（マルトースやブドウ糖重合体など）を分解する
リパーゼ	乳化（ミセル化）した脂質を加水分解する

■ ホルモンの分泌（膵臓の内分泌機能）

消化酵素を分泌する外分泌機能に対し，ホルモンを分泌する機能を**内分泌機能**といいます．

消化酵素を出す外分泌腺が膵臓の大半を占めますが，一方で，**膵島（ランゲルハンス島）**とよばれる内分泌機能をもった細胞の集団が島状に点在しています．

膵島内には，A細胞，B細胞，D細胞の3種類の内分泌細胞*があります．**A細胞はグルカゴンを，B細胞はインスリンを，D細胞はソマトスタチン**を産生しています．

インスリンには血糖値を下げる作用があり，反対にグルカゴンは糖新生を促進し，血糖値を上げる作用があります．

ソマトスタチンは，このインスリン，グルカゴンの分泌も抑制します．また，胃液の分泌，膵液の分泌，胃や腸の運動を抑制します．

＊A細胞をα細胞，B細胞をβ細胞，D細胞をδ細胞とよぶこともある．

膵島（ランゲルハンス島）

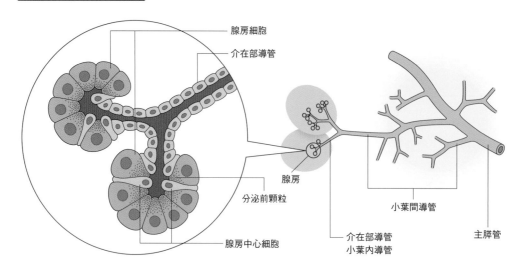

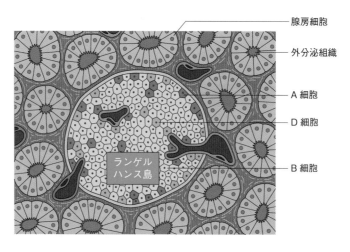

■表2　膵臓で分泌されるホルモンの種類とそのはたらき

ホルモン	内分泌細胞	はたらき
グルカゴン	A細胞	糖新生を促進し，血糖値を上げる
インスリン	B細胞	血糖値を下げる
ソマトスタチン	D細胞	グルカゴン，インスリンの分泌を抑制する．胃液や膵液の分泌を抑制し，胃腸の運動を抑制する

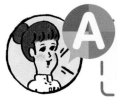

外分泌機能は，消化酵素を含む膵液を分泌する機能で，内分泌機能は血糖値の調整や胃腸の運動に関わるホルモンを分泌する機能です．

❶ 腎臓のしくみを説明しよう!

Q 腎臓はどのような構造をしていますか?

Q 腎臓はどのような役割がありますか?

❷ 尿管・膀胱・尿道を説明しよう!

Q 尿はどのような器官を通って排泄されるのですか?

Q 排尿はどのようなメカニズムで起こりますか?

LESSON 6 腎・泌尿器を説明しよう

{ 泌尿器とは，腎臓，尿管，膀胱，尿道の総称です． }

① 腎臓のしくみを説明しよう!

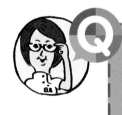

Q 腎臓はどのような構造をしていますか?

■腎臓の位置と形

　泌尿器のひとつである腎臓は，脊椎をはさんで左右に1個ずつあります．身体の右側には大きな肝臓があるため，右側の腎臓は一般的に左側の腎臓よりやや下に位置します．また，身体の前面には胃や肝臓があるため，腎臓は背中側に位置していま

す．腎臓の形は，よくソラマメのようであるといわれます．

　なお，腎臓の上には帽子のように副腎が位置していますが，副腎と腎臓はまったく別の器官です．副腎はホルモンに関係する器官であり，尿とは関係していないため，泌尿器には含まれません（副腎についてはp.89参照）．

腎臓の位置

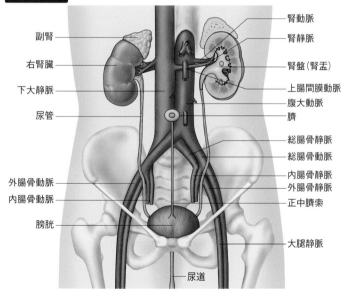

腎動脈
腎静脈
腎盤（腎盂）
上腸間膜動脈
腹大動脈
臍
総腸骨静脈
総腸骨動脈
内腸骨動脈
外腸骨動脈
正中臍索
大腿静脈
尿道

副腎
右腎臓
下大静脈
尿管
外腸骨動脈
内腸骨動脈
膀胱

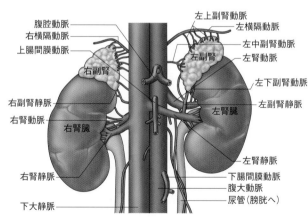

腹腔動脈
右横隔動脈
上腸間膜動脈
右副腎
右副腎静脈
右腎動脈
右腎臓
右腎静脈
下大静脈

左上副腎動脈
左横隔動脈
左中副腎動脈
左副腎
左腎動脈
左下副腎動脈
左副腎静脈
左腎臓
左腎静脈
下腸間膜動脈
腹大動脈
尿管（膀胱へ）

■腎臓の構造

腎臓の断面図を説明しましょう.

腎臓の外側は線維皮膜に覆われており，その内側の**腎実質**は「**皮質**」とよばれます．皮質のさらに内側にある腎実質は「**髄質**」といいます．髄質にはハケのような円錐形の「**腎錐体**」があり，それぞれの腎錐体の間には**腎柱**があります．腎錐体は尿をつく

るはたらきを担う部分で，「**ネフロン（腎単位）**」という小さな構造の集合体となっています．ネフロンでつくられた尿は集合管に流れ込み，**腎杯**で受けられ，**腎盂**（腎盤）に集まります．

ソラマメのくびれに相当する部分は**腎門**といい，腎動脈，腎静脈，尿管が接続しています．

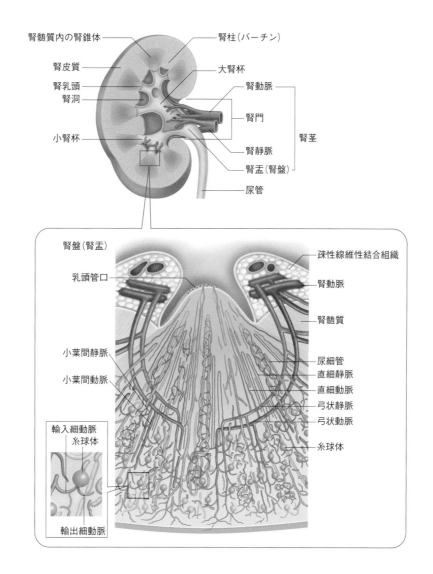

腎臓の断面図

腎髄質内の腎錐体 — 腎柱（バーチン）
腎皮質
腎乳頭
腎洞
小腎杯
大腎杯
腎動脈
腎門
腎静脈
腎盂（腎盤）
尿管
腎茎

腎盤（腎盂）
乳頭管口
小葉間静脈
小葉間動脈
疎性線維性結合組織
腎動脈
腎髄質
尿細管
直細静脈
直細動脈
弓状静脈
弓状動脈
糸球体
輸入細動脈
糸球体
輸出細動脈

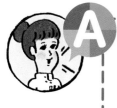

腎臓は身体の背中側に左右1個ずつあります．皮質の内側にある髄質には，ネフロンが集まった腎錐体があり，ここでつくられた尿が腎盂に集められます．

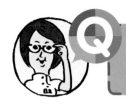

腎臓はどのような役割がありますか?

腎臓のはたらき

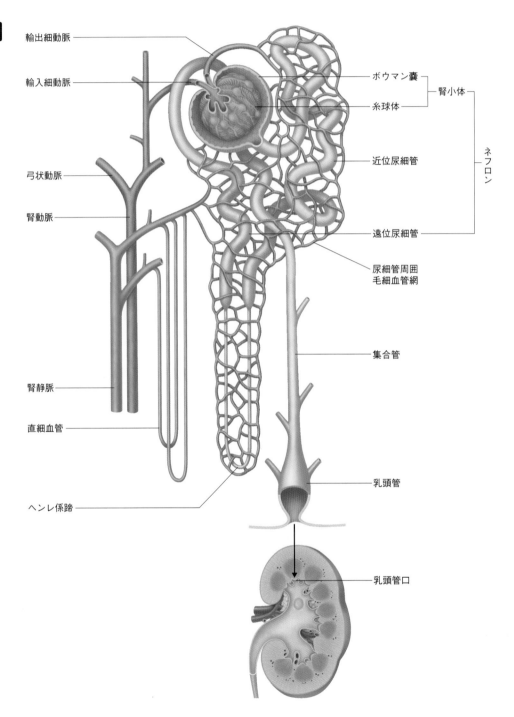

輸出細動脈

輸入細動脈

弓状動脈

腎動脈

腎静脈

直細血管

ヘンレ係蹄

ボウマン嚢

糸球体

近位尿細管

遠位尿細管

尿細管周囲
毛細血管網

集合管

乳頭管

乳頭管口

腎小体

ネフロン

■腎臓の役割

●尿の生成

腎臓の第一の役割は，**尿の生成**（尿をつくること）です．体内の水分の出入りをバランスよく保つためには，余分な水分を体外へ排出する必要があります．そのため，腎臓は尿を作り，尿管，膀胱，尿道を通じて体外へ排泄しています．尿は，体内で不要になった老廃物や余分な水分・電解質からできています．

●恒常性の維持

腎臓の第二の役割は，**体内の恒常性（ホメオスタシス）を維持**することです．体内には不要なもの，たとえばタンパク質やアミノ酸などの代謝産物である老廃物や，過剰なもの，たとえば多すぎるNa（ナトリウム），K（カリウム），Cl（塩素）などの電解質が存在します．恒常性を維持するためには，これらの余分な物質を体外へ排出する必要があります．体外への排出のためには，不要・過剰な物質を溶かす溶媒である水（H_2O）が必要です．つまり，尿を作るためには，水は欠かせない存在というわけです．

反対に，体内で不足しつつあるもの，あるいは不足しているものがあると，腎臓はその物質を保持しようとはたらきます．たとえば水分が欠乏・不足すると，腎臓は原尿の成分として排泄しかけた水分を，尿細管でさかんに再吸収して体内に戻します．水分だけでなく，Na，K，Clなどの電解質も同じように尿細管で再吸収されます（ただし，老廃物の再吸収はありません）．

このような腎臓のはたらきにより，体内の水分量や電解質の濃度は一定に保たれています．

●体内のpHの維持

腎臓の第三の役割は，**体内のpHを維持**することです．これは，上述した体内の恒常性の維持に含まれます．

体内の恒常性を保つには，体内のpHがバランスよく維持されている必要があります．体内のpHを決める主なイオンには，H^+とHCO_3^-があり，腎臓の尿細管では，この2つのイオンの**排泄・分泌**や**再吸収**が行われています．

体内にH^+が増えるか，あるいはHCO_3^-が減ると，体液のpHは小さくなり，身体（体液）は酸性に傾きます．逆に体内のH^+が減るか，またはHCO_3^-が増えると，体液のpHは大きくなりアルカリ性に傾きます．

■腎臓の血流

心臓を出た動脈血は，大動脈，腹部大動脈，腎動脈を通って腎臓にたどりつきます．血管は，腎臓内で分岐を繰り返し，葉間動脈，弓状動脈，小葉間動脈，輸入細動脈と細くなっていきます．そして，**ボウマン嚢**という直径0.2mmの球状の袋の内腔（ボウマン腔）に入り込みます．ボウマン腔に入り込んだ細い血管は，糸玉のように絡み合う「**糸球体**」とよばれるかたまりになっています．

糸球体の血管壁は，キメの細かい「ふるい」の機能を果たします．細胞やタンパク質などの大きな物質は通しませんが，水や電解質，ブドウ糖やタンパク質の代謝産物などは糸球体の血管壁を通過することができます．

糸球体の入り口の血管を**輸入細動脈**，出口の血管を**輸出細動脈**とよびます．糸球体は目の粗い動脈で，腎臓の第1のフィルターといえます．輸入細動脈から入った血液が糸球体を通過すると，血液中の液体成分である血漿が糸球体の外であるボウマン腔へとふるい落とされます．この液体が，尿のもととなる「**原尿**」です．

■原尿とは

原尿とは，血液中の血漿が**糸球体の外**（ボウマン嚢の内腔［ボウマン腔］）へふるい落とされた液体です．原尿は，ボウマン腔から尿細管へと流れていき，腎杯に達します．その後，尿管を通って腎臓の外へ出て，膀胱，尿道を通って体外に排泄されます．

原尿は非常に大量につくられますが，そのまますべて体外に排泄されてしまうと，人体はたちまち水分不足，電解質不足に陥ってしまいます．そのため，原尿が**尿細管（近位尿細管**から**集合管）**を通る過程で体外に捨ててはならないものが**再吸収**されます．この過程を経て，体外へ排泄される尿ができます．

■原尿が尿になる過程

尿細管で再吸収される物質を詳しくみていきましょう．糸球体で作られた原尿は，まず**近位尿細管**を通ります．このとき，水やブドウ糖，Naイオン，Kイオンなどが血液中に再吸収されます．続く**ヘンレ係蹄の下行脚**ではイオンの透過率が低くなり，水が吸収されます．**ヘンレ係蹄の上行脚**では，水は透過されずイオンが吸収されます．次の**遠位尿細管**ではイオンも水も吸収されます．

腎小体（ボウマン嚢と糸球体）

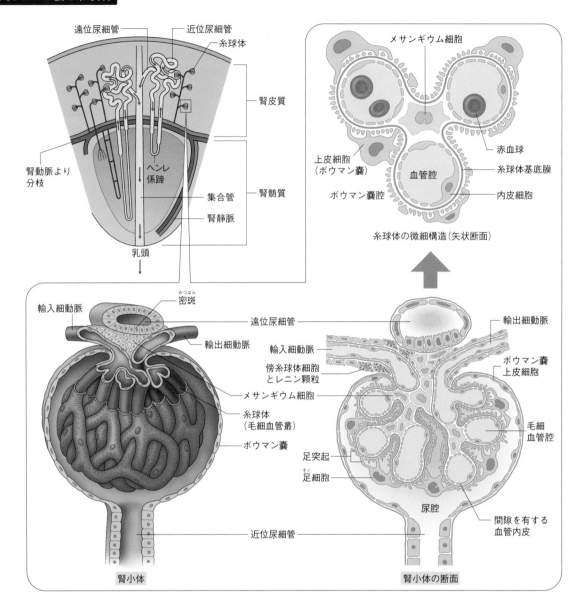

糸球体の微細構造（矢状断面）

腎小体

腎小体の断面

●近位尿細管

近位尿細管の内腔は刷子縁という微絨毛で覆われており，原尿を吸収しやすいように表面積が広くなっています．ここでは水の約80％，Na，Cl，尿素，グルコース，アミノ酸などが，主に浸透圧効果により受動的に吸収されます．

●ヘンレ係蹄

近位尿細管は腎臓の中心部の髄質に向かって下がっていき，

ロープが垂れ下がるように細くなります．この部分を「**ヘンレ係蹄**」といい，髄質の最も下にさがっていくまでを**下行脚**，そこから上に向かう部分を**上行脚**といいます．上行脚は途中から急に太くなるため，細い部分と太い部分に分けられます．太い部分は遠位尿細管になります．下行脚では水が再吸収されます．上行脚と，そのなかでも太い部分ではNaイオン，Clイオン，Kイオンが再吸収されます．

尿細管の構造と再吸収される物質

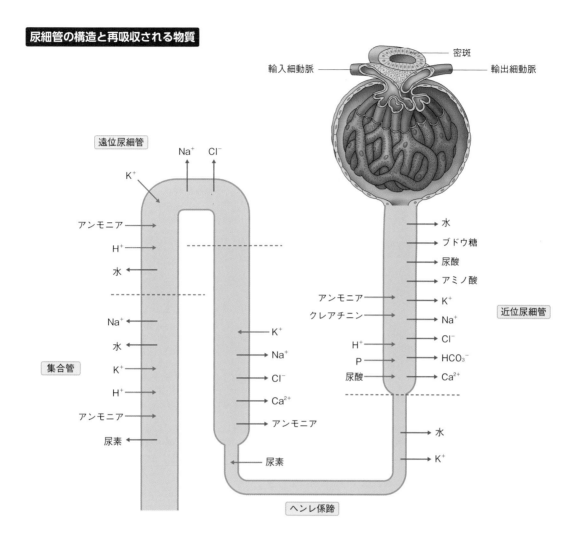

●遠位尿細管と傍糸球体装置

　ヘンレ係蹄の上行脚は，遠位尿細管として糸球体の近くまで戻り，輸出・輸入細動脈に近づきます．遠位尿細管と接する部分の輸出・輸入細動脈には，メサンギウム細胞という特殊な細胞があります．ここに接する遠位細尿管にも同じメサンギウム細胞があります．これらを合わせて「<ruby>傍糸球体装置<rt>ぼうしきゅうたいそうち</rt></ruby>」とよびます．

　傍糸球体装置はセンサーの役目を果たしており，NaやClの濃度を感知したり，圧受容器で血圧の低下を感知して，血圧や水，電解質の調節をしています．

　遠位尿細管を通過した不要な尿は，糸球体を離れて集合管に集まり，腎杯，腎盂（腎盤）を通って尿管へ入ります．

■ 1日の尿量の目安

　健康な成人の1日の尿量は，1,000 〜 1,500mLほどです．人体における水の出入り（inとout）のうち，inの最大の要素は飲食です．このほか，医療が介在するときは，経静脈的補液（点滴）もinの重要な要素になります．outの最大の要素は排尿です．このほか，排便や発汗，呼吸もoutの要素になります．

■ 尿の成分

　尿は，水（H_2O）と電解質（Na，K，Cl，H^+，HCO_3^-など），窒素化合物（N化合物）などからなっています．窒素化合物とは，アミノ酸やタンパク質の代謝産物を指します．通常，健康な人の尿中には，タンパク質やブドウ糖はほとんど含まれません．

　尿の比重（尿1cm³と同量の水との重量比）は1,002〜1,030で，pHはおおよそ5〜8です．

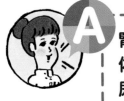

A 腎臓の主な役割は，尿をつくること，体内の恒常性を維持すること，体内のpHを調節して一定に保つことです．
尿のもとになる原尿は，血液が糸球体を通過することでつくられます．その後，原尿が尿細管を通る過程で，体外に捨ててはいけない物質が再吸収され，尿がつくられます．

●●●● **知識をリンク！** ●●●●━{ **再吸収された成分のゆくえ** }━●●●●●●●●●●●●●●●●●●●●●●

　原尿が尿細管を通過する過程で，原尿中に含まれる体外に捨ててはならないものが腎臓内へ再吸収されます．まずは水（H_2O）が再吸収され，電解質やブドウ糖の再吸収も行われます．身体に不要な物質である老廃物，余分な水（H_2O），余分な電解質などは再吸収されることなく，尿として体外に排泄されます．

　尿細管における水の再吸収は，浸透圧較差（しんとうあつかくさ）によって受動的（否

応なし）に行われるだけでなく，酵素やホルモン（ADHやアルドステロン）のはたらきによって，能動的にも行われます．

　糸球体を通過した血液は，輸出細動脈を通って静脈へと流れていきます．その静脈へ，尿細管から再吸収された水や電解質が吸収されていきます．水や電解質を吸収した静脈血は，腎内の細い静脈，合流して太くなった腎静脈，腎外の下大静脈を流れ，右心に入っていきます．

●●●

たいせつ 大切！ 　**乏尿，無尿，多尿って？**

　1日の尿量が500mL以下の場合を乏尿，100mL以下の場合を無尿といいます．反対に，尿が1日に3,000mL以上出ることを多尿といいます．

	主な原因
乏尿，無尿	・水分摂取量の減少 ・腎臓への血流低下 ・腎臓自体の病気 ・尿路の閉塞
多尿	・水分摂取量の増加 ・尿細管の障害 ・抗利尿ホルモンの分泌低下・欠乏

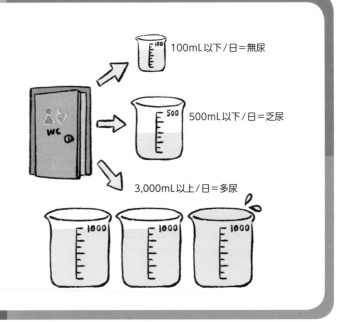

100mL以下／日＝無尿

500mL以下／日＝乏尿

3,000mL以上／日＝多尿

② 尿管・膀胱・尿道を説明しよう!

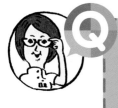

Q 尿はどのような器官を通って排泄されるのですか?

腎から出た尿は,尿管→膀胱→尿道という経路を通って体外へ排出されます.

「**尿管**」とは腎臓から膀胱までのことで,「**尿道**」とは膀胱から下のことを指します.

■尿管

腎臓から膀胱までの尿管の長さは,一般的に20〜30cm,直径約5mmといわれます.尿管は1分間に2〜5回の蠕動運動をして,尿を膀胱に送り込んでいます.

左右の腎臓からつらなる尿管は,膀胱壁のなかを通り,膀胱の底にある**膀胱三角部**とよばれる逆三角形の底辺の両端に開口しています.この開口部のことを**尿管口**といいます.

尿が溜まると膀胱は膨らみ,膀胱壁のなかを通る尿管は圧迫されるため,尿が腎臓へと逆流するのを防ぐことができます.

■膀胱

膀胱とは,尿管から送られてきた尿を溜める袋状の器官です.空の膀胱は3〜5cmの球体で,膀胱の出口には**内尿道括約筋**があり,その下には**外尿道括約筋**があります.この内・外尿道括約筋が排尿を制御しています.

通常は,尿が200〜300mLになると,膀胱壁が伸展したのを感知した受容器が脳に信号を送り,「トイレ」を意識します.尿が500mLになると反射的に膀胱が収縮し,内尿道括約筋がゆるんで,「やはりトイレに行こう」となります.

女性の膀胱の場合,膀胱三角以外の部分にも多くのヒダがあり,最大800mLもの尿を溜められるほど拡張する(伸びる)ことが可能といわれています.このように膀胱に尿が溜まっているときも,外尿道括約筋が緊張することが可能であれば,排尿を我慢することができます.トイレ状況が整うと,尿は尿道を通って体外に排泄されます.

尿が通る器官

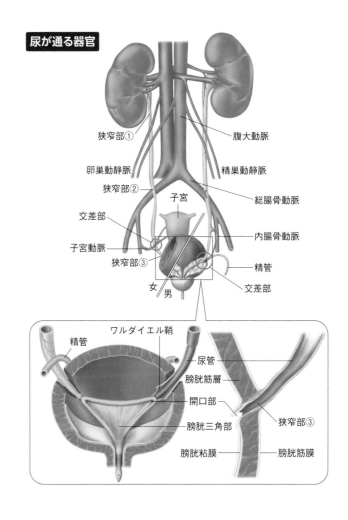

狭窄部①
腹大動脈
卵巣動静脈
精巣動静脈
狭窄部②
総腸骨動脈
子宮
交差部
内腸骨動脈
子宮動脈
狭窄部③
精管
女／男
交差部

ワルダイエル鞘
精管
尿管
膀胱筋層
開口部
狭窄部③
膀胱三角部
膀胱粘膜
膀胱筋膜

男女で異なる尿道の長さ

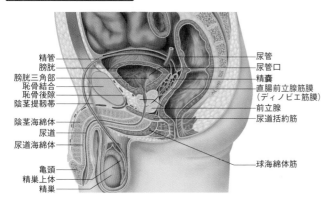

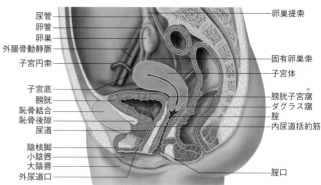

■ 尿道

　尿道の長さは，男性と女性で著しく異なります．膀胱から尿の出口である外尿道口までは，一般的に男性は 18 〜 20cm ほど，女性は 3 〜 4cm ほどとなっています．

　女性に膀胱炎が多い原因として，外界から膀胱までの距離が近いことがあげられます．

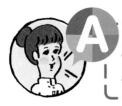

尿は，尿管→膀胱→尿道を通って排泄されます．尿管は蠕動運動により尿を膀胱へと送り，膀胱は尿の貯蔵と排尿のコントロールをしています．

知識をリンク！　｛ 尿道カテーテルの挿入 ｝

■ 尿道カテーテルを挿入する場合の注意点

【男性の場合】

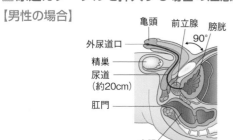

【女性の場合】

　男性の尿道はS状に屈曲しているため，尿道をまっすぐにするためには，陰茎を持ち上げる必要があります．

　粘膜損傷に注意しながらカテーテルを約15cm程度挿入し，抵抗を感じたら陰茎を約60°程度に戻し，さらに5cm程度挿入します．

　女性の外尿道口は陰核亀頭から約2.5cm後方の腟前庭にあります．

　腟と間違えないように，消毒時に腟と尿道の位置をよく確認し，カテーテルをゆっくり3 〜 4cm挿入します．尿が流出しない場合はさらに1 〜 2cm挿入します．

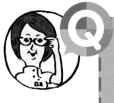

Q 排尿はどのようなメカニズムで起こりますか？

　排尿は橋にある排尿中枢が興奮し，下行性に仙髄副交感神経核を興奮させ，遠心性に骨盤内臓神経を介して膀胱を収縮させます．さらに排尿中枢からの刺激は，仙髄の陰部神経核を抑制し，陰部神経の活動が抑制され外尿道括約筋が弛緩されます．

　尿が貯留し膀胱が伸展すると，その情報が骨盤内臓神経を経て仙髄に入り陰部神経核を興奮させます．

　この神経核から遠心性に陰部神経を介して外尿道括約筋を収縮させます．

　また一方で，骨盤内臓神経からの刺激は，脊髄を上行し胸腰部交感神経核を興奮させ，下腹神経を経由して交感神経α作用により膀胱頸部の緊張の増大と，β作用により膀胱排尿筋を弛緩させ，蓄尿が維持されます．

膀胱・尿道の神経支配

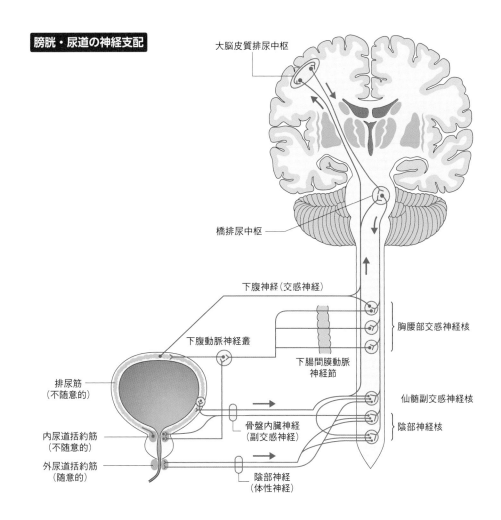

大脳皮質排尿中枢

橋排尿中枢

下腹神経（交感神経）

下腹動脈神経叢

下腸間膜動脈神経節

胸腰部交感神経核

排尿筋（不随意的）

仙髄副交感神経核

陰部神経核

内尿道括約筋（不随意的）

骨盤内臓神経（副交感神経）

外尿道括約筋（随意的）

陰部神経（体性神経）

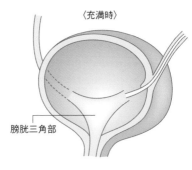

〈充満時〉

膀胱三角部

膀胱内圧によって粘膜下トンネル
が閉じる.

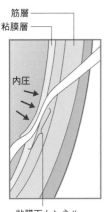

筋層
粘膜層

内圧

粘膜下トンネル

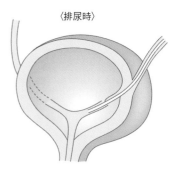

〈排尿時〉

膀胱三角部が手前に強く引きしぼ
られ,粘膜下トンネルが細長く伸
びることで閉じやすくなる.

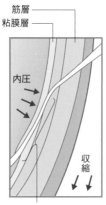

筋層
粘膜層

内圧

収縮

粘膜下トンネル

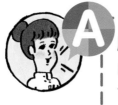

脳の橋にある排尿中枢が興奮し,仙髄副交感神経核を興奮させ,骨盤
内臓神経を介して膀胱を収縮させます.
さらに排尿中枢からの刺激は仙髄の陰部神経核を抑制し陰部神経の活動
が抑制され,外尿道括約筋が弛緩され,排尿となります.

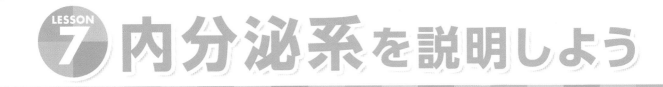

LESSON 7 内分泌系を説明しよう

----

１ 内分泌系のしくみを説明しよう!

Q 内分泌系とはどのような器官のことですか?

----

２ 視床下部・下垂体について説明しよう!

Q 視床下部とはどのような器官ですか?

Q 下垂体とはどのような器官ですか?

----

３ 甲状腺を説明しよう!

Q 甲状腺とはどのような器官ですか?

----

４ 副腎について説明しよう!

Q 副腎とはどのような器官ですか?

7 内分泌系を説明しよう

内分泌系とは，ホルモンを分泌し，
導管を介さずに血液中に放出する器官（系統）です．

1 内分泌系のしくみを説明しよう！

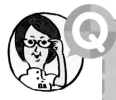

Q 内分泌系とはどのような器官のことですか？

■内分泌と外分泌の違い

　人体の多数の器官に存在する**分泌腺**からは，さまざまな液体が分泌されています．たとえば，目に見える分泌液には，汗，涙，唾液などがあります．また，目には見えないものの，身体の中でも胃液や膵液が分泌されています．

　分泌には外分泌と内分泌がありますが，**外分泌**とは，分泌腺から導管を通して，体表や消化管などに分泌されるものをいいます．上述した汗や涙，唾液，そして乳汁や皮脂などの分泌は，外分泌に該当します．胃液，膵液，腸液などの消化液も，導管を通してそれぞれの消化器官内に分泌される外分泌液です．唾液は唾液腺，乳汁は乳腺，汗は汗腺，皮脂は皮脂腺という導管から分泌されます．

　これに対し，**内分泌**とは，導管を介さず，毛細血管を通して血液中に分泌されるものをいいます．このとき分泌される内分泌液は「**ホルモン**」とよばれ，血液にのって全身に運ばれます．

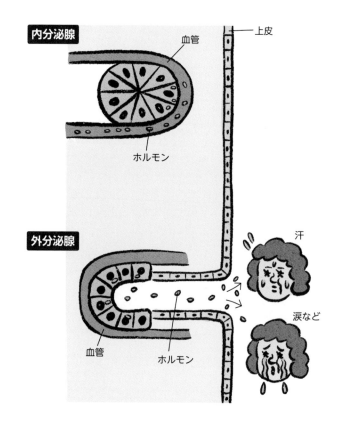

■内分泌系とは

内分泌系(内分泌器官)には,視床・視床下部,下垂体,松果体,甲状腺,胸腺,膵臓,副腎,卵巣,精巣などがあります.

内分泌系は,ホルモンを通して**水や電解質**,**代謝**,**体温**,**成**長などを調節する各臓器の機能をコントロールしています.これは,脳・神経系が電気的な刺激を発して各臓器に司令を出すはたらきに似ています.

内分泌器官

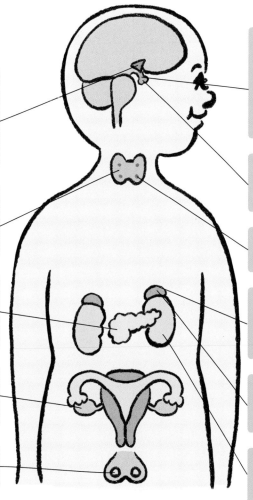

視床下部
・成長ホルモン放出ホルモン(GRH)
・プロラクチン放出ホルモン(PRH)
・性腺刺激ホルモン放出ホルモン(GnRH)
・甲状腺ホルモン放出ホルモン(TRH)
・副腎皮質刺激ホルモン放出ホルモン(CRH)

甲状腺
・トリヨードサイロニン(T_3)
・サイロキシン(T_4)
・カルシトニン

膵臓
・インスリン
・グルカゴン
・ソマトスタチン

卵巣
・エストロゲン
・プロゲステロン

精巣
・テストステロン

下垂体前葉
・成長ホルモン(GH)
・プロラクチン(PRL)
・卵胞刺激ホルモン(FSH)
・黄体形成ホルモン(LH)
・甲状腺刺激ホルモン(TSH)
・副腎皮質刺激ホルモン(ACTH)

下垂体後葉
・バソプレシン(ADH)
・オキシトシン

副甲状腺
・パラソルモン(PTH)

副腎皮質
・コルチゾル(糖質コルチコイド)
・アルドステロン(鉱質コルチコイド)
・アンドロゲン(性ホルモン)

副腎髄質
・アドレナリン
・ノルアドレナリン

腎臓
・レニン
・エリスロポエチン

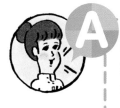

A 内分泌系とは,毛細血管を介して血液中にホルモンを分泌する器官の総称です.内分泌を行う器官には,視床下部や下垂体,甲状腺や副腎などがあります.

2 視床下部・下垂体について説明しよう!

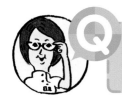

Q 視床下部とはどのような器官ですか?

■視床下部の位置と構造

ホルモン分泌の司令塔である**視床下部**は，脳底の間脳という部分にあります．脳を縦に切った矢状面（断面）をみると，シワのよった大脳の下にひらがなの「つ」の形をした脳梁があります．この脳梁の下に視床があり，視床の下へ伸びた部分を視床下部といいます．

視床下部は左右の脳に1つずつあります．

■視床下部のはたらき

視床下部は，身体の内的状態や精神的な状態を制御する中枢機関です．視床下部による制御は，①神経機能（**自律神経**）と，②視床下部と下垂体のもつ**内分泌機能**との協働作業によって行われます．このことから，**視床下部は神経系と内分泌系をつなぐ要のはたらきをしている**といえます．

さらに，視床下部は高度に特殊化した受容体を介し，さまざまな身体の内的状態を調節しています．たとえば，以下の4つのはたらきも，視床下部で行われています．

- ・体温の調節（温度受容器）
- ・体液の浸透圧や体液量の調節（浸透圧受容器）
- ・摂食や水飲み欲求の調節（空腹中枢，満腹中枢，渇中枢）
- ・循環器や消化管や膀胱の機能の調節（ホルモン受容体など）

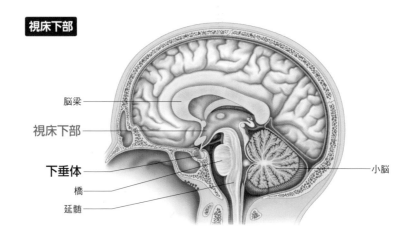

視床下部

- 脳梁
- 視床下部
- **下垂体**
- 橋
- 延髄
- 小脳

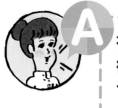

A 視床下部は，内分泌系の頂点に位置する司令塔であり，下垂体や自律神経と協働して，身体の内的状態や精神的な状態をコントロールしています．

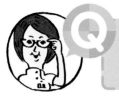

下垂体とはどのような器官ですか？

■下垂体の構造

蝶形骨のトルコ鞍とよばれるくぼみの中に位置する**下垂体**は，成人のものでも0.5g〜0.6gほどと，非常に小さな器官です．下垂体は，2つの視床下部から茎状の組織でぶら下がるように連絡しており，茎の部分は下垂体茎とよばれます．下垂体茎は視床下部の正中隆起につながっています．

下垂体には上下垂体動脈と下下垂体動脈という血管が流れ込んでいます．

■下垂体のはたらき

●下垂体前葉

下垂体は前葉と後葉から成り立っています．このうち下垂体前葉は腺組織からなるため，**下垂体前葉**には**ホルモン産生細胞**が存在しており，ホルモンをつくるはたらきをもっています．

下垂体前葉のホルモン産生細胞は，5種類に分類されます．5種類の細胞は，それぞれが産生・分泌するホルモンの名前を冠して，①TSH（甲状腺刺激ホルモン）細胞，②ACTH（副腎皮質刺激ホルモン）細胞，③GH（成長ホルモン）細胞，④LH/FSH（黄体形成ホルモン/卵胞刺激ホルモン）細胞，⑤PRL（プロラクチン）細胞とよばれます．

●下垂体後葉

下垂体後葉は，神経突起(軸索)からなる視床下部の延長組織です．そのため，**下垂体後葉**は**神経下垂体**ともよばれます．下垂体後葉は，視床下部でつくられるホルモンのバソプレシンとオキシトシンを，視索上核や室傍核，弓状核という神経を通して分泌しています．

下垂体は，発生学的には，原始口腔の咽頭組織を起源として上方へ発育し，咽頭より分離してできた腺下垂体と，間脳底部より下方へ発育してきた神経下垂体が接し合ってできあがっているといわれています．

■下垂体の血流

下垂体前葉はホルモンをやり取りするため，その器官の小ささの割に，非常に多量の血流を必要としています．よって，下

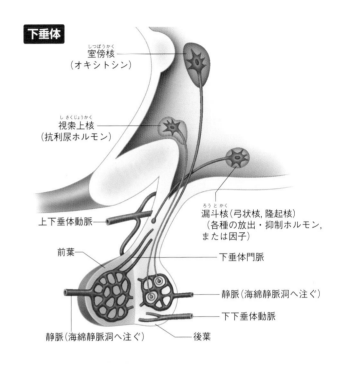

下垂体

- 室傍核（オキシトシン）
- 視索上核（抗利尿ホルモン）
- 漏斗核（弓状核, 隆起核）（各種の放出・抑制ホルモン，または因子）
- 上下垂体動脈
- 前葉
- 下垂体門脈
- 静脈（海綿静脈洞へ注ぐ）
- 下下垂体動脈
- 静脈（海綿静脈洞へ注ぐ）
- 後葉

垂体前葉は以下のように豊富な血流により維持されています．

●下垂体前葉の血流

上下垂体動脈から視床下部を灌流した血液は，視床下部から下垂体へ出された放出ホルモンや抑制ホルモンを受け取り，運搬しています．この血液は静脈である長下垂体門脈を流れていき，下垂体前葉細胞を栄養します．この血液は同時に下垂体前葉細胞から，ACTH（副腎皮質刺激ホルモン）やTSH（甲状腺刺激ホルモン）などを受け取ります．これらの刺激ホルモンは，下垂体を出て脳の静脈血が集まる海綿静脈洞に向かい，内頸静脈を経て心臓へ入ります．そして，全身にホルモン情報を運搬していくのです．

下垂体前葉の細胞は，塊状あるいは索状になっていて不規則に分布しています．その細胞の間には，毛細血管が張り巡らされています．毛細血管の内膜は極めて薄く，毛細血管内膜と下垂体前葉細胞との間には「類洞」とよばれるスペースが空いてい

ます.

視床下部から出された放出・抑制ホルモンは, 毛細血管から類洞を経て, 下垂体前葉細胞に入っていきます. 放出ホルモンに刺激されて下垂体前葉細胞が分泌した刺激ホルモンも類洞に入っていきます.

類洞に入った刺激ホルモンは, その後, 毛細血管へ入り, 全身の標的細胞に向かいます.

●下垂体後葉の血流

一方, 下下垂体動脈を通じて下垂体に入った血液の一部は, 下垂体茎部の下部にある短下垂体門脈へと流れていき, 下垂体後葉を栄養します. この血液は, 同時に下垂体後葉細胞から分泌された**抗利尿ホルモン**（ADH, 別名バソプレシン）や**オキシトシン**を受け取り, 海綿静脈洞から全身にホルモン情報を運搬していきます.

下下垂体動脈から入った血液の一部は, 下垂体茎部下部にある短下垂体門脈へと流れていき, 下垂体前葉に向かう上下垂体動脈からの血液と合流します.

■ホルモンの分泌

内分泌を行う器官は, **それぞれ独自のホルモンを分泌しています**. たとえば精巣から分泌される男性ホルモンはヒゲを生やし, 卵巣から分泌される女性ホルモンは女性らしい体型をつくるなど, それぞれのホルモンが標的とする臓器は異なります. これを「**標的臓器**」といいます.

■ホルモンが標的臓器だけに作用するしくみ

血液の中にはさまざまなホルモンが存在します. しかし, それぞれのホルモンは, 各自の標的臓器だけにしか作用しません.

この理由は, それぞれの標的臓器の細胞に, 特定のホルモンだけに結合する「**受容体**」が存在するためです. 女性ホルモンの標的臓器には女性ホルモンの受容体が, 男性ホルモンの標的臓器には男性ホルモンの受容体があるため, 正確にその臓器にのみ, はたらきかけることができるのです.

■生体でのホルモンの役割

ホルモンは, 体内のさまざまな生理状態を調整しながら, 以下のような役割を果たしています.

①ヒトの成長と発達の調節を行う
②ヒトの内部環境の恒常性（ホメオスタシス）を維持する
③エネルギーの生成, 利用, 貯蔵の調節を行う
④生殖機能の調節を行う

このほか, ホルモンはヒトの行動や感情にも影響を与え, ストレスに対する反応や, 休息, 飲水, 食欲, 性欲などの欲求にも影響しています.

■ホルモンが分泌されるしくみ

ホルモンは甲状腺, 副腎, 卵巣, 精巣などの内分泌器官から放出されます. その内分泌器官に命令してホルモンを出させるのが, **下垂体から分泌される刺激ホルモン**です. さらに, 下垂体に刺激ホルモンを出すように命じているのは, 脳の**視床下部**から出される放出ホルモンです.

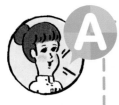

下垂体は, 視床下部にぶら下がる小さな器官で, 前葉と後葉からなります. 下垂体前葉は, 視床下部から運搬された情報を受け, 刺激ホルモンを産生・分泌して全身に情報を送る部分であるため, 血流が豊富になっています.

3 甲状腺を説明しよう!

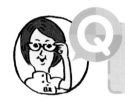

甲状腺とはどのような器官ですか?

甲状腺は，**視床下部**から出るTRH（**甲状腺刺激ホルモン放出ホルモン**）と，続いて**下垂体前葉**から出るTSH（**甲状腺刺激ホルモン**）の刺激を受けて，**甲状腺ホルモンを産生・分泌する**器官です．

■ 甲状腺の位置と構造

甲状腺は，頸部の前面に位置する蝶の形をした臓器です．内分泌腺としては最も大きく，重さも30gほどあります．甲状腺は，蝶の羽の部分にあたる左葉と右葉，中央部の峡部からなります．

甲状腺は多くの小葉からなり，その小葉は無数の**濾胞**から構成されています．濾胞とは小球状の構造物で，球の内面を構成している濾胞上皮細胞が，甲状腺ホルモンの材料となる**サイログロブリン**を産生します．産生されたサイログロブリンは，濾胞腔内に貯蔵されます．

■ 甲状腺ホルモンの種類と作用

甲状腺ホルモンには，**トリヨードサイロニン(T_3)とテトラヨードサイロニン(T_4)**があります．T_3もT_4も，サイログロブリン中のチロシンというアミノ酸とヨードを利用して作られます．「トリ」は3，「テトラ」は4という意味の言葉であり，トリヨードサイロニン(T_3)は「1分子中に3つのヨウ素を持っている」という意，テトラヨードサイロニン(T_4)は「1分子中に4つのヨウ素を持っている」という意を持っています．なお，テトラヨードサイロニンは**サイロキシン**ともよばれます．

どちらの甲状腺ホルモンも，基礎代謝，熱産生，心機能，筋肉や消化管の賦活化などに影響しています．

甲状腺は，このほかに血液中のカルシウムイオン(Ca^{2+})濃度を低下させる**カルシトニン**を分泌しています．

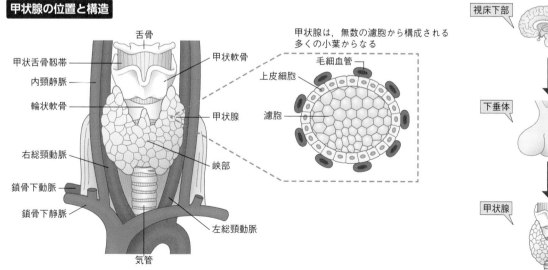

甲状腺の位置と構造

甲状腺は，無数の濾胞から構成される多くの小葉からなる

舌骨
甲状舌骨靱帯
内頸静脈
輪状軟骨
右総頸動脈
鎖骨下動脈
鎖骨下静脈
気管
甲状軟骨
甲状腺
峡部
左総頸動脈

毛細血管
上皮細胞
濾胞

視床下部
甲状腺刺激ホルモン放出ホルモン
下垂体
甲状腺刺激ホルモン
甲状腺
甲状腺ホルモン T_3 T_4

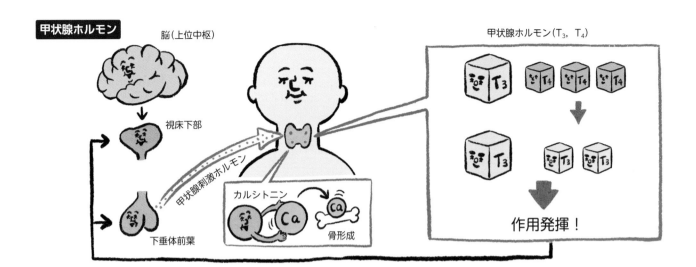

甲状腺ホルモン

脳(上位中枢)

視床下部

甲状腺刺激ホルモン

下垂体前葉

カルシトニン

Ca

骨形成

甲状腺ホルモン(T₃, T₄)

作用発揮！

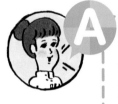

A 甲状腺は，トリヨードサイロニン(T₃)とテトラヨードサイロニン(T₄)を分泌しています．2つの甲状腺ホルモンは，基礎代謝，熱産生，心機能，消化管の賦活化に寄与しています．

知識をリンク！ 副甲状腺のはたらき

副甲状腺とは，甲状腺の後ろ側に埋め込まれるように存在する，4～5mmの小さな腺です．別名，上皮小体ともよばれます．基本的には上下左右に対になるよう4つあるのが普通ですが，5つあったり，異なるところにあることも珍しくありません．

副甲状腺は甲状腺にくっついているものの，機能は甲状腺とは関係ありません．その役割は，骨にはたらきかけて血中のカルシウム濃度を調節する副甲状腺ホルモン(上皮小体ホルモン)を分泌することです．

副甲状腺ホルモンは，パラトルモン(PTH)ともよばれます．このホルモンの標的細胞は骨，腸，腎臓です．

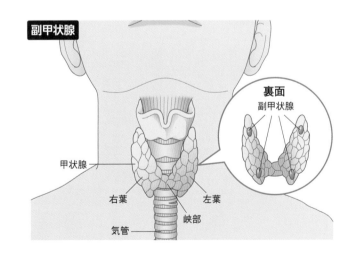

副甲状腺

裏面
副甲状腺

甲状腺

右葉 左葉

峡部

気管

④ 副腎について説明しよう!

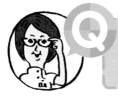

副腎とはどのような器官ですか?

副腎の構造

副腎は，腎臓の上にのっている重さ約4gの臓器です．副甲状腺と甲状腺の関係のように，副腎と腎臓も近くにありながら，機能的にはまったく関係していない臓器です．

右の副腎の形は肝臓に押されて扁平な三角形をしており，左の副腎は半月型をしています．断面をみると，副腎の実質は外側部分の副腎皮質と内側部分の副腎髄質からなっているのがわかります．

副腎皮質の構造とホルモンの種類

副腎皮質は3層からなります．外側の層から球状層，中間層の束状層，最も内層の副腎髄質に接する網状層で成り立っており，それぞれの層で分泌するホルモンも異なります．

球状帯は**鉱質コルチコイド**（**アルドステロン**など），**束状帯**は**糖質コルチコイド**（**コルチゾール**など），**網状帯**は**性ステロイド**である**アンドロゲン**を分泌しています．

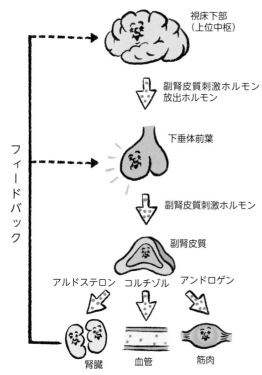

視床下部
（上位中枢）

副腎皮質刺激ホルモン
放出ホルモン

下垂体前葉

副腎皮質刺激ホルモン

副腎皮質

アルドステロン　コルチゾル　アンドロゲン

腎臓　　血管　　筋肉

フィードバック

副腎の構造

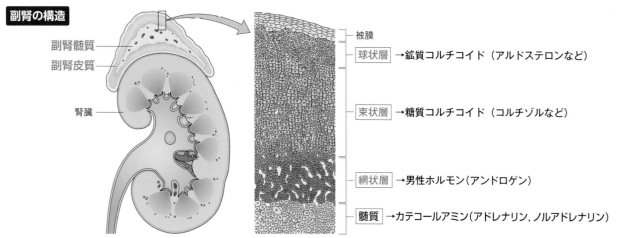

副腎髄質
副腎皮質
腎臓

被膜
球状層 →**鉱質コルチコイド**（アルドステロンなど）
束状層 →**糖質コルチコイド**（コルチゾルなど）
網状層 →**男性ホルモン**（アンドロゲン）
髄質 →**カテコールアミン**（アドレナリン，ノルアドレナリン）

■副腎皮質ホルモンのはたらき

副腎皮質ホルモンは，まず**視床下部**から**副腎皮質刺激ホルモン放出ホルモン(CRH)**が出され，これにより**下垂体前葉**から**副腎皮質ホルモン(ACTH)**が**副腎皮質**に向けて出されることによって産生・分泌されます．

副腎皮質は30以上のホルモンを産生しています．このうち，ヒトの内分泌機能に重要な影響を与えるホルモンとしては，**アルドステロン**と**コルチゾール**の2つが知られています．

●アルドステロンのはたらき

アルドステロンは，腎臓の尿細管で，①ナトリウムイオンの再吸収とカリウムイオンの排泄を促進し，②水素イオンの排泄を促進します．

●コルチゾールのはたらき

コルチゾールには，①肝臓での代謝に対する作用，②抗炎症作用，③免疫抑制作用，④抗アレルギー作用などがあります．

■副腎髄質の構造とはたらき

副腎の内側部分の副腎髄質は，皮質部分の腺組織とは異なり，神経組織の延長のような組織となっています．発生学的には，髄質は交感神経節の節後ニューロン(軸索)です．髄質には交感神経のニューロンも存在しており，交感神経の刺激を受けて，カテコールアミンの**アドレナリン(エピネフリン)**と**ノルアドレナリン(ノルエピネフリン)**を分泌します．

副腎の構造は，下垂体の前葉が腺組織で後葉が神経組織(軸索)であったことと似ているといえます．

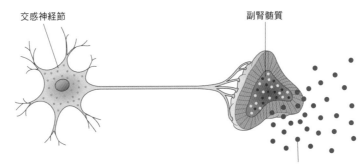

副腎髄質　交感神経節　副腎髄質

カテコールアミン(アドレナリン，ノルアドレナリン)を分泌

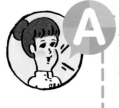

副腎は皮質と髄質からなり，皮質からはアルドステロンやコルチゾールなど30種類以上のホルモンが産生・分泌されます．髄質からは，アドレナリンやノルアドレナリンが分泌されます．

LESSON 8 筋・骨格系を説明しよう

❶ 骨格筋について説明しよう!

Q 骨格筋とはどのような筋肉で，どのような構造をしていますか?

❷ 骨について説明しよう!

Q 骨はどのような構造・役割をもっていますか?

❸ 関節について説明しよう!

Q 関節はどのような構造で，どのような役割をもっていますか?

LESSON 8 筋・骨格系を説明しよう

筋・骨格系とは，全身の骨や関節，筋の総称で，主に全身の運動や姿勢の保持などを担っています．

① 骨格筋について説明しよう！

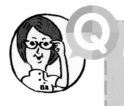 **Q** 骨格筋とはどのような筋肉で，どのような構造をしていますか？

骨格筋は，文字通り骨に付着している筋肉で，手足を動かしたり顔面の表情をつくるといった，身体の能動運動を行っています．また重力に拮抗して，直立姿勢を保持しているのも骨格筋です．つまり，直立歩行を支えているのも骨格筋なのです．

骨格筋は収縮・伸展する筋肉であり，それに伴い関節も動くことで，副産物として熱が発生します．全身の体熱の約85％は筋肉で産生されています．

筋肉の両端の骨に付着している部分は，「腱」とよばれます．腱は，白く硬いひも状の組織で，身体の中央に近いほうを起始部（筋頭），反対側を停止部（筋尾）といいます．起始部と停止部の間は筋腹といい，筋上膜につつまれています．

骨格筋は使わずにいるとすぐに衰えます．高齢者が寝たきりになったとき，歩行が困難になる廃用症候群は筋力の低下が原因で起こります．

■骨格筋の特性

骨格筋には以下のような特性があります．

① 興奮性があり，神経の刺激によって興奮する

② 収縮能があり，自身の長さを縮めることができる

③ 伸展性があり，その長さを伸ばすことができる

④ 弾力性があり，収縮・伸展後に元の長さに戻ることができる

このような特性により，骨格筋は運動が可能となるのです．

■骨格筋の組織構造

骨格筋の微細構造をみると，無数の横縞があることがわかります．この模様から，骨格筋は「横紋筋」とよばれます．

横紋筋の横縞模様は，細胞質内に規則正しく配列された筋原線維が織り成すものです．筋組織を顕微鏡で観察すると，横縞模様の筋原線維の両側に，濃く染まった細い帯を認めることができます．この細い帯をZ板といい，Z板に挟まれた区画を筋節（サルコメア）といいます．

筋節内の横縞模様は，Z板に付着した筋原線維（アクチンフィラメント，I帯）と，筋節の真ん中に存在する筋原線維（ミオシンフィラメント，A帯）の2種類より構成されています．これら2種類の線維により，横縞の模様が作られるのです．

骨格筋の筋細胞の太さは10〜100 μ m，長さは数cmから10cmに及ぶものまであります．骨格筋の筋細胞は糸のように長いため，「筋線維」とよばれます．

■ 骨格筋の基本構造

骨格筋の基本構造は，筋線維の配列から，「紡錘状筋」と「羽状筋」の2つに大別されます。

紡錘状筋は太く丸い筋腹から両端にいくにつれて細くなる形です。羽状筋は筋線維が羽のような形をしています。

紡錘状筋と羽状筋を同じ容積の筋で比較すると，羽状筋は紡錘状筋よりも筋線維が短く，運動範囲は小さいですが，筋線維の数が多く筋力は高くなります。

骨格筋とその組織構造

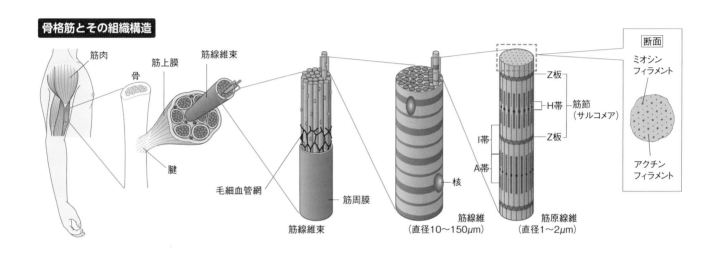

骨格筋の筋形

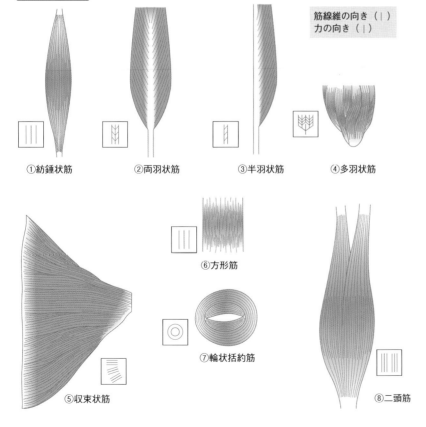

筋線維の向き（｜）
力の向き（｜）

①紡錘状筋
②両羽状筋
③半羽状筋
④多羽状筋
⑥方形筋
⑦輪状括約筋
⑤収束状筋
⑧二頭筋

①紡錘状筋：効率はよいが，力の弱い運動しかできない

②両羽状筋④多羽状筋：長い貫通腱に両側に筋線維がある

③半羽状筋：長い貫通腱に短い腱が付着し，比較的強い筋力がある

⑤収束状筋：複数の付着点の筋線維が一点に集約していく形状で，複雑な動きに向いている

⑥方形筋：筋の四辺の長さが等しい

⑦輪筋・括約筋：眼，口，肛門など身体の開閉部分を形づくる

⑧二頭筋：上腕二頭筋など，2つの筋頭をもつ。三頭筋や筋腹が2つ以上ある多腹筋もある

■全身の骨格筋

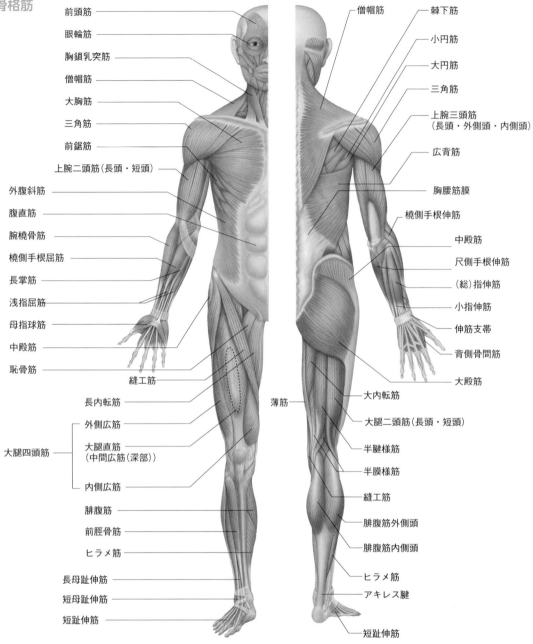

前頭筋
眼輪筋
胸鎖乳突筋
僧帽筋
大胸筋
三角筋
前鋸筋
上腕二頭筋（長頭・短頭）
外腹斜筋
腹直筋
腕橈骨筋
橈側手根屈筋
長掌筋
浅指屈筋
母指球筋
中殿筋
恥骨筋
縫工筋
長内転筋
外側広筋
大腿直筋（中間広筋（深部））
内側広筋
大腿四頭筋
腓腹筋
前脛骨筋
ヒラメ筋
長母趾伸筋
短母趾伸筋
短趾伸筋

僧帽筋
棘下筋
小円筋
大円筋
三角筋
上腕三頭筋（長頭・外側頭・内側頭）
広背筋
胸腰筋膜
橈側手根伸筋
中殿筋
尺側手根伸筋
（総）指伸筋
小指伸筋
伸筋支帯
背側骨間筋
大殿筋
薄筋
大内転筋
大腿二頭筋（長頭・短頭）
半腱様筋
半膜様筋
縫工筋
腓腹筋外側頭
腓腹筋内側頭
ヒラメ筋
アキレス腱
短趾伸筋

■骨格筋が収縮・伸展するしくみ

骨格筋の最小単位は「**筋原線維**」とよばれる細胞で，筋原線維が束になることで「**筋線維（筋鞘）**」を形成しています．筋肉は，この筋線維がたくさん束ねられて構成されています．

筋肉が収縮するとき，アクチンフィラメントとミオシンフィラメントの2種類のフィラメント群は，その長さを変えることなく重なり合う部分を増やします．これにより，筋節全体の長さを短くすることができ，結果的に筋肉全体の長さが短くなって筋肉が収縮するのです．家などで使う「突っ張り棒」をイメージするとわかりやすいでしょう．突っ張り棒の太い管のなかを細い管がスライドすると，全体の長さは短くなるものの，太い管と細い管，それぞれの長さは変わりません．

このように，筋肉もⅠ帯のアクチンフィラメントがA帯のミオシンフィラメントの上を滑り込んでいくのです．

●頭部の筋

> **顔面筋・眼輪筋・口輪筋・頬骨筋・前頭筋・咀嚼筋**
> <small>がんめんきん　がんりんきん　こうりんきん　きょうこつきん　ぜんとうきん　そしゃくきん</small>

　顔面筋とは，顔の表情を作る筋肉の総称です．顔面筋は，頭蓋骨の表面や筋膜から起始し，皮下の結合組織内を走行して皮膚に停止します．顔面筋は他の骨格筋と異なり，骨と骨をつなぐ筋ではないため，皮筋に分類されます．

　眼輪筋は，眼の周りを取り囲み，眼の開閉運動を行う筋肉で，口輪筋は口の周りにある筋肉です．頬骨筋は，笑って口の端が上がるときにはたらいています．前頭筋は，眉をしかめたり上下させると動く，額の筋肉です．

　咀嚼には，咬筋，側頭筋，頬筋がはたらきます．

●頸部の筋

> **僧帽筋・胸鎖乳突筋**
> <small>そうぼうきん　きょうさにゅうとつきん</small>

　僧帽筋は，首から肩をつなぐ大きな三角形の筋肉です．肩こりなどでマッサージをしてほぐす部分がこの僧帽筋です．僧帽筋は，上部，中部，下部の3部位に分類され，それぞれはたらきが異なります．

　上部は主に鎖骨や肩甲骨の挙上動作に使われます．厚くて力も強い僧帽筋の中部は，肩甲骨の挙上，内転，上方回旋動作に大きく貢献します．この中部が弱化すると，肩甲骨が外側に開こうとして猫背の原因になります．僧帽筋の下部は，肩甲骨の内転，上方回旋を手助けします．

　胸鎖乳突筋は，顔を横に向けたときに，首に斜めにみえる筋のことです．胸鎖乳突筋は，主に頭部を左右に捻る回旋や，頭部を横に傾ける側屈などの動作時に使われます．

●胸部の筋

> **大胸筋・肋間筋・呼吸筋**
> <small>だいきょうきん　ろっかんきん　こきゅうきん</small>

　大胸筋とは，いわゆる「胸板」の筋肉です．大胸筋は，物を抱きかかえる動作や，うつ伏せの状態から身体を起こす動作に関与しています．大胸筋は比較的身体の浅いところにあり，上肢の運動に関係します．なお，安静時はスポーツ動作のときほど活躍していません．

　胸部の深いところには呼吸運動のための筋があります．呼吸運動に使われる筋の代表は，肋骨と肋骨の間にある肋間筋です．また，横隔膜も呼吸筋のひとつです．（LESSON3 呼吸 p.37参照）

●腹部の筋

> **腹直筋・腹横筋・内腹斜筋・外腹斜筋**
> <small>ふくちょくきん　ふくおうきん　ないふくしゃきん　がいふくしゃきん</small>

　「腹筋が割れている」という表現がありますが，ここでいう腹筋とは，お腹の正面にある腹直筋のことです．腹直筋は，縦に筋を2分割する1本の白線と，横に3分割する腱画によって，6つに分割されています．腹筋を鍛えていない人でも，白線と腱画はあるため腹直筋は6分割されていますが，体表から目立ってみえることはありません．6つに割れた腹直筋は，鍛えることで筋腹が盛り上がり脂肪層が薄くなるために，外側からでも目立つようになります．

　腹直筋上には，腹巻のように腹横筋が重なり，その上に内腹斜筋，外腹斜筋が順に重なっています．

●背部の筋

> **僧帽筋・三角筋・広背筋**
> <small>そうぼうきん　さんかくきん　こうはいきん</small>

　僧帽筋や三角筋は，身体の上部前面から背部に回っている筋肉です．

　僧帽筋は，むしろ身体の前側よりも背側のほうが大きく，上は後頭骨，下は胸椎の一番下の第12胸椎までと広範囲が起始部となっています．停止部は，肩甲骨や身体の前面の鎖骨です．

　僧帽筋の下には広背筋があります．これらは体表に近い部分にある浅背筋です．深部には，肋骨や脊柱に付着している筋肉があります．

●上肢の筋

> **上腕二頭筋・上腕三頭筋**
> <small>じょうわんにとうきん　じょうわんさんとうきん</small>

　上腕二頭筋は，「力こぶ」を作る筋肉のひとつです．主に肘関節の屈曲に関与しており，ほかにも肩関節の屈曲や前腕部の回外といった動作に関与しています．

　上腕三頭筋は，上腕二頭筋の裏の筋肉です．二頭筋，三頭筋は筋頭がそれぞれ2つ，3つに分かれています．

　腕を曲げようとするときには，上腕二頭筋のはたらきにより肘が屈曲し，上腕三頭筋は伸展します．このように，1つの関節に対して，2つの筋が逆のはたらきをするとき，「上腕二頭筋と上腕三頭筋は拮抗筋である」といいます．

●下肢の筋

> 大腿四頭筋・大殿筋・中殿筋・ハムストリングス・
> 前脛骨筋・ヒラメ筋・腓腹筋・長趾伸筋・長母趾伸筋

　下肢には，全身の体重を支える，強く大きな筋肉が備わっています．最も大きい大腿四頭筋には筋頭が4つあり，大腿直筋と，内側広筋，外側広筋，中間広筋という3つの広筋に分かれています．

　歩く，しゃがむなどの屈曲・伸展運動をスムーズに行うには，骨盤，大腿骨，脛骨がきちんと連動していなければなりません．そのため，大腿直筋は骨盤の上の腸骨から始まり，股関節，大腿骨，膝関節を越えて脛骨（スネの骨）に付着しています．3つの広筋（内側広筋，外側広筋，中間広筋）は，大腿骨から始まり，膝関節を越えて膝下の脛骨に付着し，伸展運動を行います．

　お尻には，ジャンプするときなどに伸筋としてはたらく大殿筋や，歩く姿勢を安定させる中殿筋という筋肉があります．大腿の裏側には，ハムストリングスとよばれる屈曲筋があります．ハムストリングスとは，大腿二頭筋，半膜様筋，半腱様筋の3本です．

　スネ（脛）には脛骨があり，その両側に筋肉がついています．外側の筋肉は伸筋である前脛骨筋，内側はヒラメ筋や腓腹筋です．また，スネには足や趾を屈曲・伸展させる長趾伸筋や長母趾伸筋などもあります．スネの伸筋と拮抗するのが，後ろ側のふくらはぎで，こちらは屈筋になります．腓腹筋は内側と外側の二頭からなります．ハイヒールを履くと子持ちししゃものように盛り上がるのがこの腓腹筋です．腓腹筋とヒラメ筋は長い腱をもっており，かかとの部分をアキレス腱といいます．

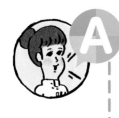

骨格筋とは，身体を動かすための筋組織で骨に付着しています．骨格筋は身体の能動運動を行い，副産物として熱を生産しています．
骨格筋のほとんどは，末端は腱によって付着し，末梢神経中の運動神経の作用により収縮して骨を動かします．
骨格筋は，筋原線維が束になった筋線維から構成されます．骨格筋には横縞模様があり，この模様は2種類のフィラメント群により作り出されています．

② 骨について説明しよう!

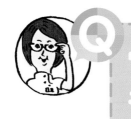

Q 骨はどのような構造・役割を もっていますか?

■骨の役割

　骨組織や軟骨組織は**骨格系**と総称されます．成人の骨格は，大小**約200**の骨で構成されています．骨の役割は，筋肉や靱帯とともに身体の安定性を確保し，運動を支えることです．そのため，骨格系と筋は**運動器**ともよばれます．また，頭蓋骨のように大脳などの重要な臓器の保護もしています．

　骨の役割は，運動のみにとどまりません．骨は，代謝においてカルシウムやリンなど，重要なミネラルの貯蔵庫となっています．とくにカルシウムは，骨組織と血管の間を絶え間なく行き来しています．

　骨の中心部は**骨髄**とよばれ，ここで血球の産生，つまり**造血**が行われています．

　また，骨にはさまざまな形と大きさのものがあります．たとえば，頭蓋骨は薄く平で丸い形をしており，**扁平骨**とよばれます．足や腕には，長骨という長い１本の骨がつながっています．手の指や足の趾の骨は複雑な形をしています．

■骨の構造

　長骨を例に，骨の構造をみてみましょう．長骨の両端を**骨端**，その間の幹の部分を**骨幹**といいます．骨幹は管状になっています．骨幹と骨端の境目で骨幹の両端にあたる部分には，**骨幹線**があります．骨端は他の骨と関節で繋がっている部分で，関節面は軟骨の薄い膜で覆われています．これにより，接続する他の骨との摩擦が軽減されています．関節面以外の部分は骨膜で被われています．

　長骨の骨幹部分は，表層側が固い**緻密質**，内側が**海綿質**となっ

ています．表層側の緻密質部分は，**骨皮質**ともよばれます．海綿質の部分は細い骨梁により網の目のような構造になっており，多くの隙間を有しています．この隙間に骨髄が入っています．

■骨への血流

　骨への血流は，２つに大別されます．ひとつは細い血管が骨膜表面から骨皮質・緻密質に侵入し，骨の外側から入る灌流です．もうひとつは，太い血管が骨皮質・緻密質を貫通して海綿質の骨髄に達し，血管網をつくり，骨の内側から出る灌流です．

　骨皮質・緻密質のなかには，多数の層板とよばれる薄い板が同心円状になっている円柱があります．細い血管がハバース管（Haversian canal）とよばれる管のなかを，長骨に対し縦に走っています．このハバース管同士を横につなぐのがフォルクマン管（Volkmann's canal）です．フォルクマン管は，骨の外側からの灌流と内側からの灌流を互いに連絡させています．

■骨髄の造血機能

　髄腔や海綿体のすき間を満たす骨髄は，血液をつくる造血機能を備えています．骨髄のなかにある**造血幹細胞**は，赤血球や顆粒球，リンパ球や血小板などになることができる全能幹細胞です．造血できる骨髄は**赤色骨髄**とよばれ，成人では頭蓋骨，骨盤，胸骨，肋骨，上腕骨，大腿骨に存在します．

　白血病治療などで行われる骨髄移植とは，ドナーである他者から健康な骨髄を注射器で抜き取り，患者の骨髄に注入するというものです．

骨の構造

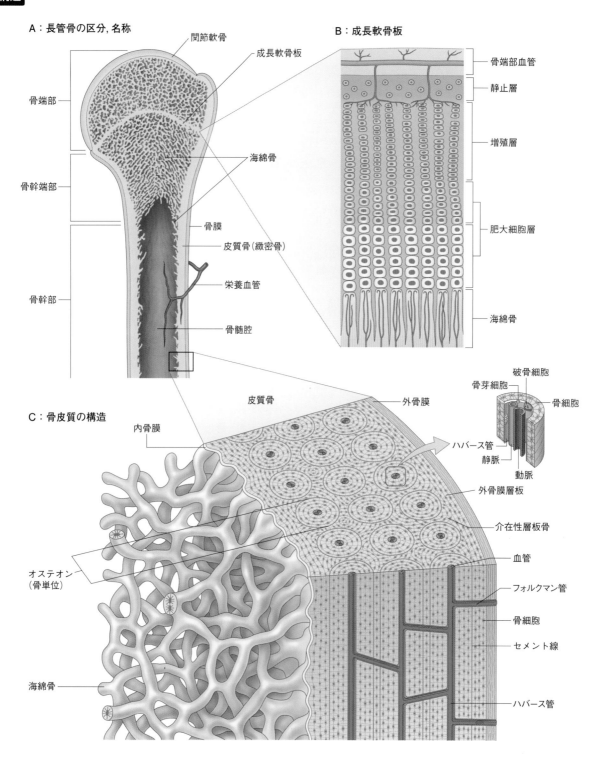

A：長管骨の区分, 名称

関節軟骨
成長軟骨板
骨端部
海綿骨
骨幹端部
骨膜
皮質骨（緻密骨）
栄養血管
骨幹部
骨髄腔

B：成長軟骨板

骨端部血管
静止層
増殖層
肥大細胞層
海綿骨

C：骨皮質の構造

皮質骨
外骨膜
内骨膜
破骨細胞
骨芽細胞
骨細胞
ハバース管
静脈
動脈
外骨膜層板
介在性層板骨
血管
フォルクマン管
骨細胞
セメント線
ハバース管
オステオン
（骨単位）
海綿骨

■全身の骨格

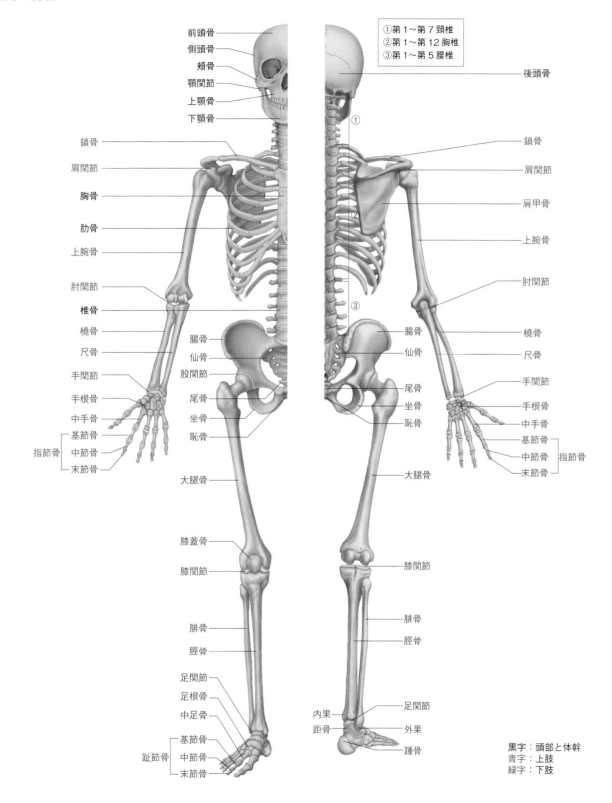

①第1〜第7頸椎
②第1〜第12胸椎
③第1〜第5腰椎

前頭骨
側頭骨
頬骨
顎関節
上顎骨
下顎骨
鎖骨
肩関節
胸骨
肋骨
上腕骨
肘関節
椎骨
橈骨
尺骨
手関節
手根骨
中手骨
基節骨
中節骨
末節骨
指節骨
腸骨
仙骨
股関節
尾骨
坐骨
恥骨
大腿骨
膝蓋骨
膝関節
腓骨
脛骨
足関節
足根骨
中足骨
基節骨
中節骨
末節骨
趾節骨

後頭骨
鎖骨
肩関節
肩甲骨
上腕骨
肘関節
橈骨
尺骨
手関節
手根骨
中手骨
基節骨
中節骨
末節骨
指節骨
腸骨
仙骨
尾骨
坐骨
恥骨
大腿骨
膝関節
腓骨
脛骨
内果
距骨
足関節
外果
踵骨

黒字：頭部と体幹
青字：上肢
緑字：下肢

骨格は，①頭蓋，②脊柱，③胸郭の骨，④上肢帯と下肢帯，⑤上肢の骨と下肢の骨（四肢の骨）の5グループに分類されます．このうち，頭蓋と脊柱，胸郭を合わせて**体幹**とよびます．体幹は，④の上肢帯と下肢帯を連結帯として四肢と結合しています．

■頭蓋

脳頭蓋・顔面頭蓋

頭蓋のうち脳頭蓋とは，脳を収容している部位を指します．脳頭蓋は，前頭骨，左右一対の頭頂骨，左右一対の側頭骨，後頭骨，蝶形骨，篩骨が固く縫合してできています．頭頂骨と前頭骨を冠のようにつないでいる関節を**冠状縫合**といいます．

顔面頭蓋は顔の骨で，鼻骨，上顎骨，頬骨，涙骨，口蓋骨，下鼻甲介（以上は左右一対），鋤骨，下顎骨で構成されています．

頭蓋骨の構造

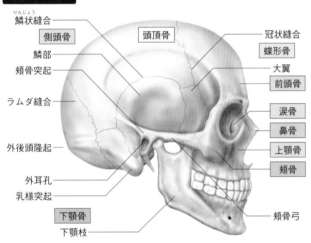

■脊柱

頸椎・胸椎・腰椎・仙骨・尾骨

脊柱は，頸椎・胸椎・腰椎・仙骨・尾骨の5つの部分からなり，全体は24個の椎骨，1個の仙骨，1個の尾骨で構成されています．椎骨は，上から頸椎が7個，胸椎が12個，腰椎が5個あり，仙骨は5個の仙椎が癒合しています．尾骨は退化した4個の尾椎からなります．椎骨は第1頸椎と第2頸椎以外は第3頸椎から第5頸椎までほとんど同じ形をしています．

頸椎

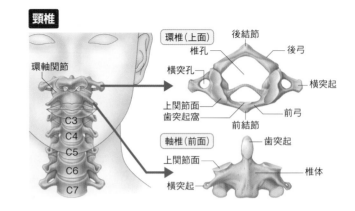

胸椎

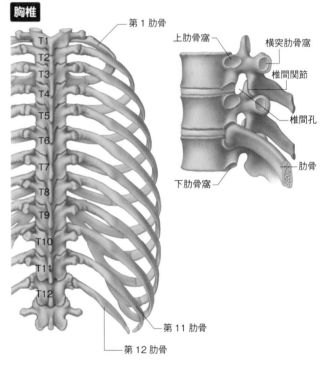

腰椎

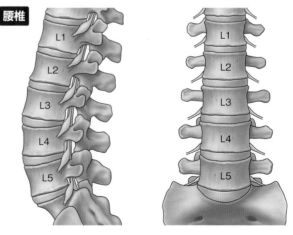

■胸郭

胸骨・肋骨・胸椎（脊柱）

胸郭は胸骨，肋骨，胸椎からなっています．

胸骨は，ネクタイのような形をした細長い扁平骨で，胸郭の前面の正中にあります．胸骨は，胸骨柄，胸骨体，剣状突起から成り立っています．胸骨柄には鎖骨と第1肋骨の肋軟骨が付着しており，胸骨体には第3〜7肋の肋軟骨が付着しています．剣状突起は，下方に突き出した自由端部分です．

肋骨は12対あり，肋骨の背側は脊椎に付着しています．肋骨の腹側（前側）は肋軟骨が続いており，胸骨に付着しています．肋骨には上から順に1〜12までの番号がつけられています．

胸郭の運動の支点は，肋骨と胸椎を連結している関節です．肋骨が挙上すると胸郭は大きく膨らみ，肋骨が下がると胸郭は縮小します．このような肋骨と胸郭の運動が，呼吸を支えています．また，この運動を支えているのは肋間にある肋間筋です．

■上肢帯

鎖骨・肩甲骨

上肢帯とは体幹の骨と上肢の骨を連絡して，その動きを円滑にする骨群のことで，鎖骨と肩甲骨からなります．

鎖骨は細長いS字形をしており，胸郭の前側・上方にあります．内側の一端は胸骨柄に付着・連結し（胸鎖関節），外側の一端は，胸郭の後側で肩甲骨に付着・連結しています（肩鎖関節）．

肩甲骨は扁平で薄く逆三角形をしており，肩関節をつくる重要な役割を果たしています．肩甲骨を横切るように肩甲棘が突出しており，その外側の端を肩峰といいます．肩峰の下に関節窩があり，ここに上腕骨の骨頭が収まるようになっています．

肩甲骨（上肢帯）と上腕骨の骨頭によってできる肩関節は，非常に浅い関節で，その浅さが可動範囲を極めて大きくしていると考えられています．しかし，浅いがために上腕骨の骨頭が関節窩から抜けやすく，脱臼しやすいという特徴もあります．

■下肢帯

骨盤

体幹と下肢を繋いでいる骨は，正しくは寛骨という骨です．骨盤は左右2対の寛骨と仙骨，尾骨で成り立っています．

寛骨は，腸骨，坐骨，恥骨がつながったものです．左右の寛骨は恥骨結合で連結しています．寛骨の寛骨臼に大腿骨の骨頭

が入り込んで股関節を作っています．

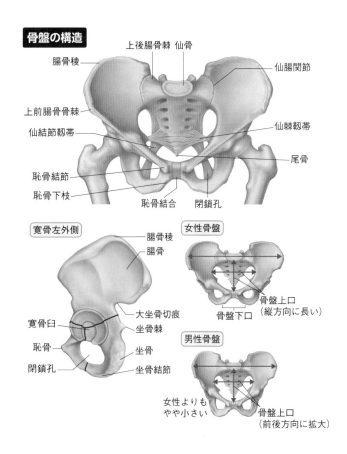

骨盤の構造

上後腸骨棘　仙骨
腸骨稜
仙腸関節
上前腸骨棘
仙棘靱帯
仙結節靱帯
尾骨
恥骨結節
恥骨下枝
恥骨結合　閉鎖孔

寛骨左外側
腸骨稜
腸骨
大坐骨切痕
坐骨棘
寛骨臼
恥骨
坐骨
閉鎖孔
坐骨結節

女性骨盤
骨盤上口（縦方向に長い）
骨盤下口

男性骨盤
女性よりもやや小さい
骨盤上口（前後方向に拡大）

■上肢の骨

上腕骨・橈骨・尺骨・手根骨・中手骨・指骨

上肢は上腕，前腕，手の3部分で構成されます．上腕は上腕骨，前腕は橈骨と尺骨，手は手根骨，中手骨，指骨からなります．

肩甲骨と上腕骨が肩関節，上腕骨と橈骨と尺骨が肘関節，橈骨と尺骨で上・下の橈尺関節，橈骨と尺骨と手の手根骨が手関節となります．手には細かい骨が多くあり，関節でつながっています．

手は大きくは手根骨，中手骨，指骨に分かれます．

手根骨は，手首側で細かい8個の骨がそれぞれ関節でつながっています．

中手骨は第1から第5まであります．手根骨と中手骨をつなぐのが手根中手関節です．

指骨は基節骨，中節骨，末節骨からなります．親指は他の指より短く，中節骨はありません．

手の構造

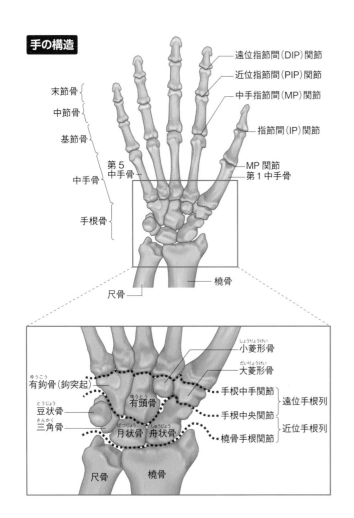

遠位指節間（DIP）関節
近位指節間（PIP）関節
中手指節間（MP）関節
指節間（IP）関節

末節骨
中節骨
基節骨

第5中手骨
MP関節
第1中手骨

中手骨

手根骨

橈骨
尺骨

小菱形骨（しょうりょうけい）
大菱形骨（だいりょうけい）

有鉤骨（鉤突起）（ゆうこう）
豆状骨（とうじょう）
三角骨（さんかく）

有頭骨（ゆうとう）
月状骨（げつじょう）
舟状骨（しゅうじょう）

手根中手関節
手根中央関節
橈骨手根関節

遠位手根列
近位手根列

尺骨
橈骨

■下肢の骨

大腿骨（だいたいこつ）・脛骨（けいこつ）・腓骨（ひこつ）・足根骨（そくこんこつ）・中足骨（ちゅうそくこつ）・趾骨（しこつ）

　大腿部は大腿骨，下腿部は脛骨と腓骨，足部は足根骨，中足骨，趾骨からなります．

　寛骨（かんこつ）と大腿骨は股関節，大腿骨と脛骨と腓骨は膝（しつ）関節，脛骨と腓骨と足の足根骨が足関節をつくります．

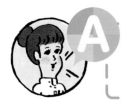

骨は，骨格筋とともに全身の運動や姿勢の保持を担っています．また，代謝における栄養の貯蔵庫としての機能や，造血機能ももっています．

3 関節について説明しよう!

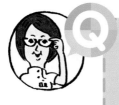

Q 関節はどのような構造で, どのような役割をもっていますか?

■関節の役割

骨は単一では存在せず, 必ずとなり合った骨同士が, 関節(頭蓋骨では縫合)で付着・連結しています. 関節の存在により, その付着・連結させた両方の骨, あるいは一方の骨が動かせるようになっています. 簡単にいえば, 関節のおかげで骨は運動できるのです.

関節内で接する骨と骨は, 白い滑らかな関節軟骨でできた関節面で向かい合っています. この関節面の関節軟骨は骨端を覆っています. このように, 関節軟骨は骨同士が接触するときの衝撃を和らげ, スムーズに運動できるようにはたらいています.

■関節が動くしくみ

多くの関節は, 強靭な関節包に包まれています. 関節包は, 結合組織性の部分と関節面の軟骨性の部分からできています. これは, 以下のように考えるとわかりやすいでしょう.

骨端と骨端の間に風船のようなものが存在すると仮定します. その風船の外側を両方の骨に密着させるように貼り付けます. このとき, 風船の内腔が関節腔となり, 骨端に付いた部分が関節軟骨ということになります. 関節軟骨以外の部分は, 関節滑膜という結合組織性の部分です. 関節滑膜とは, 外層(皮膚側)の部分がコラーゲンの膠原線維でできた線維膜で, 内層(関節腔側)の滑膜は弾性線維, 血管, 神経に富んでいます.

滑膜は潤滑油としての滑液を産生し, 関節包のなかの関節腔を満たしています. 外層の線維膜は非常に強い膜で, 関節で連結された骨と骨とが関節から離れないようはたらいています.

滑液は透明で粘稠な(粘性があって濃い)液体で, タンパクと粘液を含んでいます. 滑液も関節軟骨などとともに骨同士の接触時の摩擦や衝撃を和らげていると考えられています. また滑液は, 潤滑油としてはたらくと同時に, 血流による栄養を受けにくい関節軟骨に栄養を補給しています.

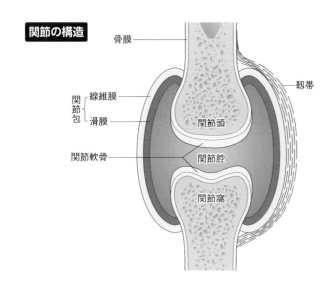

関節の構造

骨膜

関節包 { 線維膜 / 滑膜

関節軟骨

靭帯

関節頭

関節腔

関節窩

■関節の分類

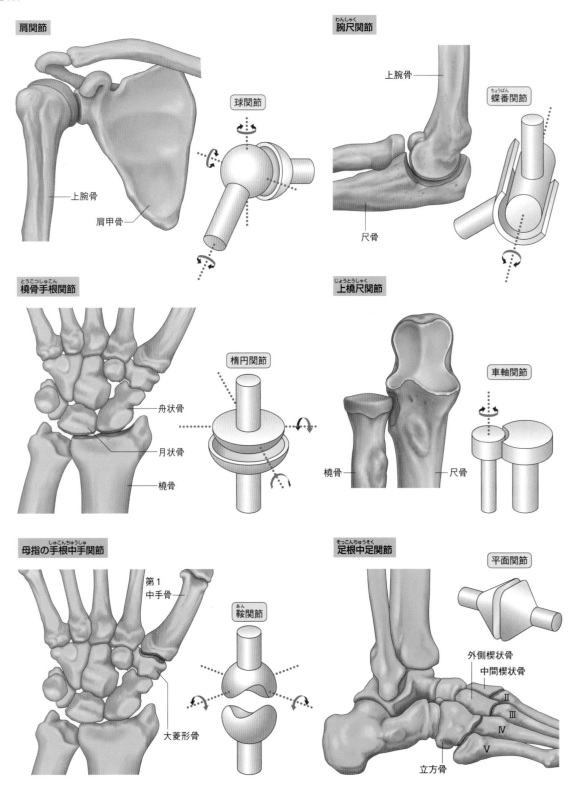

肩関節

球関節

上腕骨
肩甲骨

腕尺関節

上腕骨

蝶番関節

尺骨

橈骨手根関節

楕円関節

舟状骨
月状骨
橈骨

上橈尺関節

車軸関節

橈骨
尺骨

母指の手根中手関節

第1中手骨

鞍関節

大菱形骨

足根中足関節

平面関節

外側楔状骨
中間楔状骨
Ⅱ
Ⅲ
Ⅳ
Ⅴ
立方骨

●可動性・不動性・半関節による分類

　関節腔があり，関節を共有している骨をいくつかの方向に動かすことができる関節を，「可動関節」あるいは「自由関節」といいます．ほとんどの関節はこの可動関節に属します．

　一方，関節腔がないか，あるいは他の組織に置き換わってしまい，ほとんど動きのない関節を「不動関節」といいます．たとえば，頭蓋骨の関節は「縫合」といい，ギザギザの扁平骨が結合組織で縫い合わさっています．また，関節腔はあっても共有する骨がわずかしか動けないものを「半関節」といいます．骨盤の恥骨結合などがその一例です．

■表1　関節の形による分類

名称	主な関節の例
球関節	肩関節・股関節
臼状関節	股関節
楕円関節	橈骨手根関節
鞍関節	母指の手根中手関節
蝶番関節	膝関節
車軸関節	上橈尺関節
平面関節	椎間関節

■表2　関節の可動方向数による分類

名称	主な関節
一軸性関節	車軸関節，蝶番関節
二軸性関節	鞍関節，楕円関節
多軸性関節	球関節・臼状関節

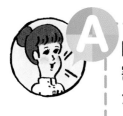

A 関節は骨同士の摩擦を和らげ，円滑に運動できるようクッションの役割を果たします．関節への栄養は，血管のほか，関節包を満たす滑液からも補われています．

マストな用語！ **靱帯**

　靱帯とは骨と骨の結合を強化する組織です．靱帯は，関節において骨同士を互いに強く連結させ，その連結を安定化させています．

肘関節の靱帯

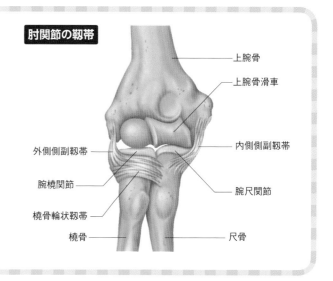

　- 上腕骨
　- 上腕骨滑車
外側側副靱帯 -
　　　　　　　　　- 内側側副靱帯
腕橈関節 -
　　　　　　　　　- 腕尺関節
橈骨輪状靱帯 -
橈骨 -
　　　　　　　　　- 尺骨

MEMO

LESSON 9 脳・神経系を説明しよう

❶ 神経系のしくみを説明しよう!

Q 神経系とは何ですか?

Q 神経系での情報伝達はどのようなしくみで行われていますか?

Q 神経を構成する細胞とその役割は何ですか?

❷ 脳(大脳・中脳・間脳・脳幹・小脳)について説明しよう!

Q 脳の構造はどのようになっていますか?

Q 大脳の構造と役割は?

Q 間脳の構造と役割は?

Q 脳幹の構造と役割は?

Q 小脳の構造と役割は?

❸ 頭蓋骨について説明しよう!

Q 頭蓋骨の構造は?

❹ 脊髄について説明しよう!

Q 脊髄の構造と役割は?

❺ 末梢神経系について説明しよう!

Q 末梢神経系とは何ですか?

❻ 自律神経系について説明しよう!

Q 自律神経系とはどのようなものですか?

LESSON 9 脳・神経系を説明しよう

神経系は，身体の隅々まではり巡らされており，
情報の伝達を通じて生命の維持に
重要な役割を果たしています．

1 神経系のしくみを説明しよう！

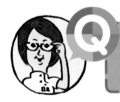

Q 神経系とは何ですか？

神経系は，血管と同じようにからだの隅々まではり巡らされていて，情報の伝達を通して生命の維持に重要な役割を果たしています．ただ血管のように管ではなく，神経細胞から伸びる細い糸のような神経線維が情報の伝達を担います．

神経系の中心は，「**中枢神経系**」とよばれる頭蓋と脊椎管という骨に保護された脳と脊髄の神経をいいます．

それ以外の神経系は「**末梢神経系**」とよび，おもに**脊髄から出ていて，皮膚や筋肉や内臓など身体のあらゆる部分を支配しています**．脳から出ている末梢神経系については後述（p.129参照）します．

■中枢神経系

中枢神経系は，**大脳**，**間脳**（**視床**および**視床下部**と**下垂体**），**中脳**，**小脳**，**橋**，**延髄**，**頸髄**，**胸髄**，**腰髄**，**仙髄**，**尾髄**よりなりたちます．間脳から尾髄までをゴルフのクラブにたとえると，

間脳，中脳，小脳，橋，延髄がゴルフクラブのヘッドからその付け根に相当し，ゴルフクラブのシャフトが頸髄，胸髄，腰髄，仙髄，尾髄に相当するといえましょう．大脳は，ゴルフクラブのヘッドに覆い被さるような存在といえます．

■末梢神経系

末梢神経系には，「**体性神経系**」と「**自律神経系**」があります．

体性神経系には，脊髄から筋肉に通じその運動をつかさどる「**運動神経**」と，脊髄から皮膚などに通じその感覚を脊髄に伝える「**感覚神経**」があります．

自律神経系とは脊髄から内臓にいく（分布する）神経系をいいます．さらにこの自律神経系は中枢からの神経情報を伝える神経線維のはたらきで，「**交感神経**」と「**副交感神経**」に分かれます（p.133参照）．

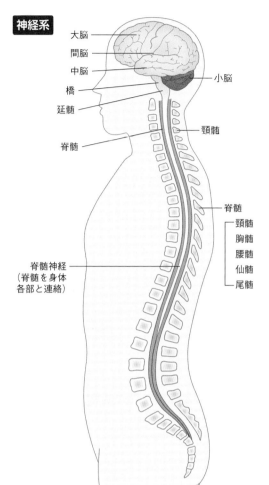

神経系

大脳
間脳
中脳
橋
延髄
脊髄
小脳
頸髄

脊髄
頸髄
胸髄
腰髄
仙髄
尾髄

脊髄神経
（脊髄を身体
各部と連絡）

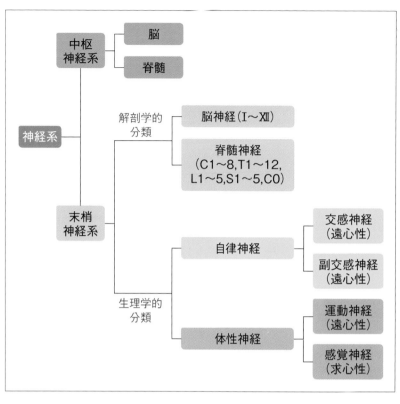

```
          ┌ 中枢    ┌ 脳
          │ 神経系  └ 脊髄
神経系 ────┤
          │         解剖学的    ┌ 脳神経（I〜XII）
          │         分類        └ 脊髄神経
          │                      （C1〜8,T1〜12,
          └ 末梢                 L1〜5,S1〜5,C0）
            神経系
                    生理学的    ┌ 自律神経 ┌ 交感神経（遠心性）
                    分類        │          └ 副交感神経（遠心性）
                                └ 体性神経 ┌ 運動神経（遠心性）
                                           └ 感覚神経（求心性）
```

末梢から伝えられた情報を処理をして
指令を出す役割のある神経を
「中枢神経系（脳と脊髄）」といいます！

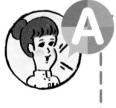

神経系は，神経細胞から伸びる細い糸のような神経線維が情報の伝達を担います．神経系の中心は，「中枢神経系」で脳と脊髄の神経をいいます．それ以外の神経系は「末梢神経系」といい，皮膚や筋肉や内臓など身体のあらゆる部分を支配しています．

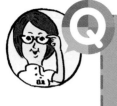

神経系での情報伝達はどのような
しくみで行われていますか?

糸のような細い線維で，情報はどうやって伝わっていくのでしょうか？　線維ですから血管のように管を液体が流れるというわけではありませんね.

心臓(LESSON2 心臓 p.17〜)で学習しましたが，心筋を収縮させているのは電気的な信号伝達でした. 人間社会では，音声を電気的信号に変換して，それを遠いところの人に電話回線を使って情報を伝えています. この電話線に相当するのが神経線維といえます. 情報は神経線維の中を電気信号として伝えているのです.

■ 情報の伝達経路のしくみ

たとえば，足に痛みがあるとします. 痛みの刺激は足の皮膚にある神経の受容器に感知され，電気信号に変換され，足の末梢神経から背骨(脊椎)にある脊髄に伝わります. その電気信号は脊髄を通って上方の大脳皮質に達します. このように情報が末梢から脳や脊髄に向かうことを「上行性」といいます. また，中心に向かうので「求心性」ともいいます. さらに知覚した情報が伝達されるので，感覚系の情報伝達ともいいます.

逆に，人間が手足を動かそうとするときには，脳や脊髄が手足に運動するような指令を出します. これを「下行性」，あるいは「遠心性」の情報の伝わり方といいます.

このように運動を起こさせる経路を運動系の情報伝達といいます.

■ 錐体路と錐体外路

錐体路は「皮質脊髄路」ともいわれ，大脳皮質から始まり延髄の錐体を通り，延髄から脊髄に移行する部分で右からの神経線維は左に，左からのものは右にと交叉します. この交叉する部分を「錐体交叉」といいます.

錐体交叉した神経線維は，それぞれの役割を担う脊髄に到達します.

大脳皮質から脊髄までが1つの神経細胞(ニューロン)でつながっていますので，**左の大脳半球から出た線維は右半身を，右の大脳半球からの線維は左半身を支配**しています. たとえば右脳に脳出血や脳梗塞などの障害が起こると，左半身の運動に障害が出ます. 錐体路にはこのような運動線維のみでなく感覚線維も含まれます.

この錐体路以外を通り脊髄に向かう経路を「錐体外路」といいます. 錐体外路系の神経線維の多くは，神経核(大脳基底核や脳幹部の前庭神経核など)と連絡していて，大脳皮質，小脳，視覚器，平衡器との連絡調整を行い，運動がスムーズにいくよう調節しています.

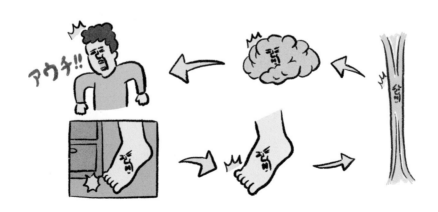

錐体路：皮質脊髄路

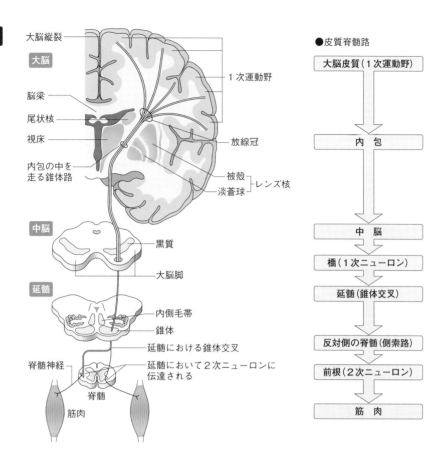

大脳縦裂
大脳
1次運動野
脳梁
尾状核
視床
放線冠
内包の中を走る錐体路
被殻
淡蒼球 レンズ核
中脳
黒質
大脳脚
延髄
内側毛帯
錐体
延髄における錐体交叉
脊髄神経
延髄において2次ニューロンに伝達される
脊髄
筋肉

●皮質脊髄路

| 大脳皮質（1次運動野） |
| ↓ |
| 内　包 |
| ↓ |
| 中　脳 |
| 橋（1次ニューロン） |
| 延髄（錐体交叉） |
| ↓ |
| 反対側の脊髄（側索路） |
| 前根（2次ニューロン） |
| ↓ |
| 筋　肉 |

錐体路：皮質延髄路

1次ニューロン
内包
2次ニューロン
動眼神経 III
滑車神経 IV
三叉神経 V
外転神経 VII
顔面神経
舌咽神経 IX
迷走神経
副　神　経 X
舌下神経 XII
XI
橋
延髄
脳神経核

●皮質延髄路

| 大脳皮質（1次運動野） |
| ↓ |
| 内　包 |
| ↓ |
| 中　脳 |
| ↓ |
| 橋（1次ニューロン） |
| 延　髄 |
| 反対側の脳神経核 |
| 脳神経（2次ニューロン） |

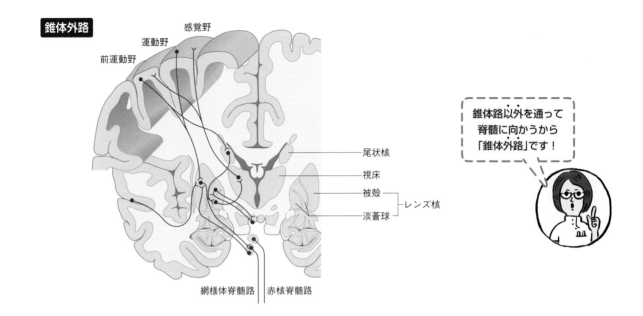

錐体外路

前運動野
運動野
感覚野

尾状核
視床
被殻
淡蒼球 — レンズ核

網様体脊髄路　赤核脊髄路

錐体路以外を通って
脊髄に向かうから
「錐体外路」です！

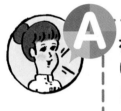

神経系での情報伝達には「上行性（求心性）」と「下行性（遠心性）」があります．「上行性（求心性）」は情報が末梢から脳や脊髄に向かうことで，「下行性（遠心性）」は，脳や脊髄が手足に情報を伝えます．

●●●●● 知識をリンク！ ●●●●●〔 **反射神経って？** 〕●●

　熱いやかんに触ってしまったとき，反射的に手を引っ込めますね．末梢からきた情報を脳内で受け取り，それから行動に移るようにしていたのでは大やけどをしてしまいかねません．こんなとき，情報が脊髄に達すると同時に筋肉を収縮させる情報

が下行して手を動かしてしまうのです．これを反射といいます．
　ほかにも鼻腔をこよりでくすぐるとくしゃみが出るくしゃみ反射，胃カメラを飲むときえづく咽頭反射などがあります．これをつかさどる神経のことを「反射神経」というのです．

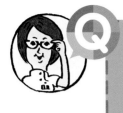

神経を構成する細胞と その役割は何ですか?

　身体を構成している細胞と同じように，神経を構成するのも細胞です.

　神経細胞は，細胞体と2種類の突起(**樹状突起**と**神経突起**)からなり，「**ニューロン**」とよばれます.

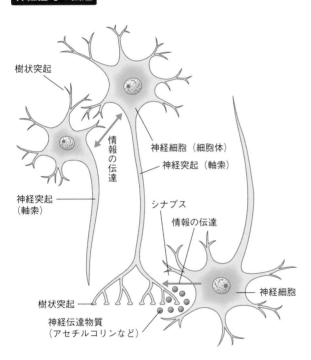

神経信号の伝達

樹状突起
情報の伝達
神経細胞（細胞体）
神経突起（軸索）
神経突起（軸索）
シナプス
情報の伝達
樹状突起
神経細胞
神経伝達物質（アセチルコリンなど）

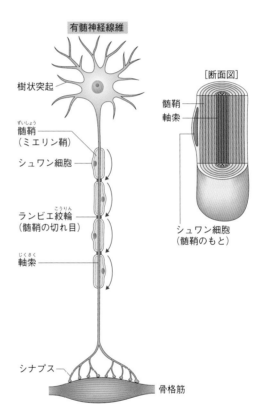

有髄神経線維

樹状突起
髄鞘（ミエリン鞘）
シュワン細胞
ランビエ紋輪（髄鞘の切れ目）
軸索
シナプス
骨格筋

［断面図］
髄鞘
軸索
シュワン細胞（髄鞘のもと）

■ニューロン

　ニューロン(**神経細胞**)は核をもつ神経細胞体で，そこから伸びる多くの「樹状突起」と，樹状突起の中の1つが長く伸びた「軸索」から構成されています.

　樹状突起は隣接した神経細胞同士の連絡をする役目をもちます. 隣の神経細胞に接続する1mmの短いものから，遠方に情報を送るために1mほどの長いものまであります.

　樹状突起・軸索は他のニューロン(神経細胞)の樹状突起に情報を送ります. この樹状突起・軸索と樹状突起が連絡する部位を「**シナプス**」といいます. このシナプスでの情報伝達には神経伝達物質が介在します.

　また，ニューロンの周りには，より小型の細胞が取り巻いており，ニューロンを支持しています. これを「**グリア細胞**(膠細胞)」といいます.

■グリア細胞

ニューロンの周りを取り巻いている小型の細胞はグリア細胞とよばれ，その細胞には中枢神経の軸索を取り囲む髄鞘（ずいしょう）として電気信号の伝達速度を速めるオリゴデンドロサイト（希突起膠細胞（きとっきこうさいぼう）），毛細血管から栄養をニューロンに供給するアストロサイトや，免疫細胞としてはたらくミクログリア細胞などが取り巻いています．その数はニューロンの5倍ともいわれます．

■シナプス

通常は静止状態のニューロンも，外部からの刺激を受けると活動状態に入ります．この活動状態がいわゆる「興奮」で，興奮したニューロンは必要に応じて隣接するニューロンにその興奮（情報）を伝えます．

ニューロンの樹状突起は隣接したニューロンの軸索の先端と連絡をします．その先端は神経終末といい，情報をやり取りする神経終末と樹状突起を合わせてシナプスといいます．といっ

てもこの2つのシナプスはぴったりとくっついているわけではなく，20nm（ナノメートル）ほどのシナプス間隙（かんげき）とよばれる隙間（すきま）があります．

■神経伝達物質

人のさまざまな情報は，電気的な信号に変換されて伝わりますが，その電気的な情報はどうやってその隙間を伝わるのでしょうか．シナプス間隙でのやりとりは神経伝達物質とよばれる化学物質によります．この神経伝達物質には，アセチルコリン，ドパミン，アドレナリン，セロトニン，GABA（γ-アミノ酪酸）など多くの種類があります．ホルモンのバソプレシンやACTH（副腎皮質刺激ホルモン）も神経伝達物質に入ります．

神経伝達物質を放出する側をシナプス前，受ける側をシナプス後といいます．電気刺激がシナプスに到達すると，それがスイッチとなり神経伝達物質が軸索終末から向かい合った樹状突起に向けて放出されます．もう一方のニューロンの樹状突起に到達すると，電位が変化しその先へと情報が伝わります．

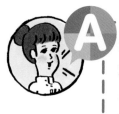

A 神経を構成する細胞は「ニューロン（神経細胞）」です．ニューロンの樹状突起は隣同士の神経細胞を連絡します．神経細胞間の伝達にかかわる部分を「シナプス」といいます．シナプスの情報伝達のやり取りは神経伝達物質である，アセチルコリンやドパミン，アドレナリン，セロトニン，GABA，バソプレシン，ACTHなどがあります．

② 脳（大脳・中脳・間脳・脳幹・小脳）について説明しよう！

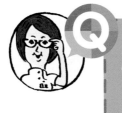

Q 脳の構造はどのように
なっていますか？

人体は，心臓，肺，胃腸，肝臓，腎臓，生殖器，筋骨格系などさまざまな器官が支えています．しかしそれぞれがばらばらにはたらいても人体は成り立ちません．そこにはそれを統括し，指揮する指揮者が必要です．その指揮者が脳といえるのです．

■ **脳の構造**

脳は通常，**大脳，間脳，中脳，橋，延髄，小脳**に分けられます．

大脳表面は大脳皮質（灰白質）とよばれ，高密度に存在する神経細胞体（ニューロンの中の細胞体にあたる部分）により構成されています．大脳深層は，大脳白質とよばれ，脳の各部を連絡

する神経線維（ニューロンより出た線維）の束により構成されています．間脳は大脳と中脳の間に位置し，視床や視床下部，下垂体が含まれます．

間脳は，上にかぶさっている大脳と明らかに異なる形をしています．

脳幹は中脳，橋，延髄を含み脊髄に続く経路で，内部には脳神経の始まる核も存在します．

小脳は後頭蓋窩により大脳の後頭葉の下にあります．小脳も大脳と同様に表面・皮質が灰白質で小脳皮質とよばれ，深部は白質であり，神経線維で構成されています．

脳の矢状断

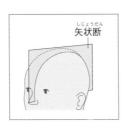

矢状断
（しじょうだん）

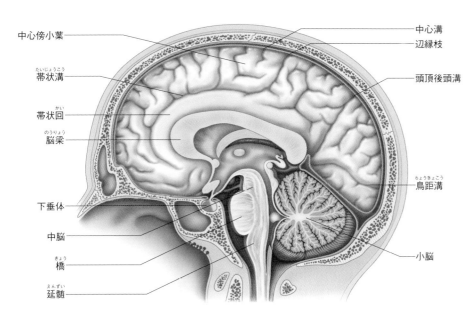

中心傍小葉　　　　　　　　　　中心溝
　　　　　　　　　　　　　　　辺縁枝
帯状溝（たいじょうこう）
　　　　　　　　　　　　　　　頭頂後頭溝
帯状回（かい）
脳梁（のうりょう）
　　　　　　　　　　　　　　　鳥距溝（ちょうきょこう）
下垂体
中脳
　　　　　　　　　　　　　　　小脳
橋（きょう）
延髄（えんずい）

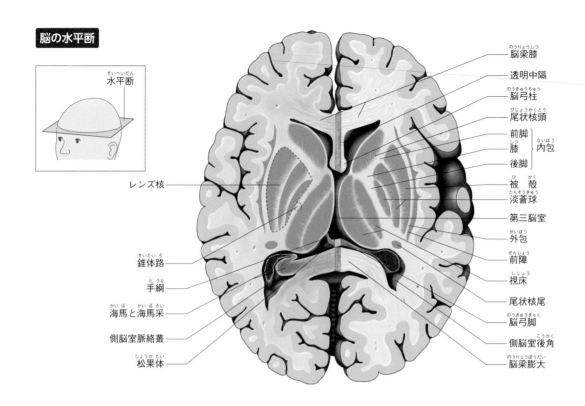

水平断

脳梁膝
透明中隔
脳弓柱
尾状核頭
前脚
膝　｝内包
後脚
被　殻
淡蒼球
第三脳室
外包
前障
視床
尾状核尾
脳弓脚
側脳室後角
脳梁膨大

レンズ核

錐体路
手綱
海馬と海馬采
側脳室脈絡叢
松果体

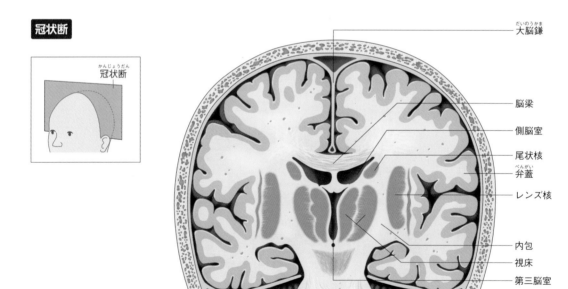

冠状断

大脳鎌

脳梁
側脳室
尾状核
弁蓋
レンズ核

内包
視床
第三脳室

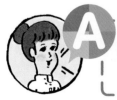

A 脳は通常，大脳（終脳，間脳），脳幹（中脳，橋，延髄），小脳に分けられます．間脳には視床や視床下部，下垂体が含まれます．

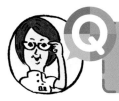

Q 大脳の構造と役割は？

大脳は**大脳縦裂**を境に2つの大脳半球に分かれます．すなわち上から大脳をみると，左右の大脳半球に分かれています．さらに大脳半球は溝によって4つの大脳葉に分けられます．つまり**前頭葉**，**頭頂葉**，**側頭葉**，**後頭葉**という大脳葉です．

前頭葉と頭頂葉の境の溝を中心溝，頭頂葉と側頭葉の境の溝を外側溝，頭頂葉と後頭葉の境の溝を頭頂後頭溝とそれぞれよびます．大脳はマツタケの傘のような形で間脳と中脳を覆ったようにみえます．

大脳葉の区分

側面図

中心溝
中心前回
中心後回
頭頂後頭溝
頭頂葉
前頭葉
側頭葉
後頭葉
外側溝
脳幹
小脳

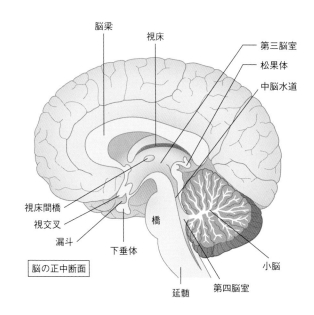

脳梁
視床
第三脳室
松果体
中脳水道
視床間橋
視交叉
漏斗
下垂体
橋
小脳
延髄
第四脳室

脳の正中断面

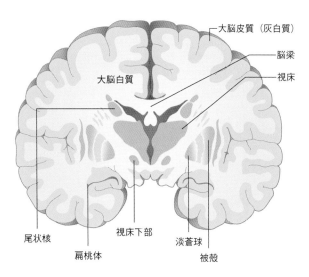

大脳皮質（灰白質）
脳梁
視床
大脳白質
尾状核
扁桃体
視床下部
淡蒼球
被殻

■大脳の表面は大脳皮質

大脳の表面は「**大脳皮質**」とよばれ，運動と知覚の中枢となります．

大脳皮質には多数のシワがあり，シワの深く陥凹した谷の部分を大脳溝，逆に突出した山の部分を「**大脳回**」とよびます．肉眼的な大脳の最小構成単位は回であり，その複数の回が集まって葉を形成します．

また，前述のような葉の分類とは別に，大脳は大脳表面にある灰白質と大脳深層にある白質からなります．この大脳皮質にはニューロンの核のある部分である神経細胞体がびっしりと詰まっていて，このため灰白色にみえます．

この皮質の下にある部分を**大脳白質**とよび，ニューロンから出た神経線維の束で構成されています．大脳皮質は新皮質ともいわれ，ヒトでは大脳半球の大部分を占めています．

■大脳の深い部分は大脳基底核

大脳深層の白質内には，神経細胞の集団である灰白質が存在しています．**大脳基底核**とよび，この大脳基底核は大脳深部，間脳，中脳に点在します．

大脳基底核には，線条体（尾状核と被殻），淡蒼球，黒質，視床下核，赤核，扁桃体が含まれ，運動がうまくいくようにプログラムをしていると考えられています．

■運動をうまくいかせるためにはたらく線維

大脳皮質は運動をつかさどる部位，視覚をつかさどる部位など，部位ごとにさまざまな機能を専門的に果たしています．ドイツの解剖学者ブロードマンは，その部位を「野」とよび，1～52番まで番地をつけた脳地図を作成しました．テレビのリモコンスイッチを動かすにしても，運動野だけでなく体性感覚野，視覚野など多くの「野」が連絡しあってその運動を形成します．大脳にはこの連絡を専門にする連合線維，交連線維，投射線維とよばれる線維があります．

①連合線維

大脳半球内の連絡をしている線維で，隣同士を結ぶ短い線維と遠く離れた皮質を結ぶ長い線維があります．

②交連線維

左右の大脳半球をつないでいるのを交連線維といい，この交連線維が集まって脳梁を形成し，太い梁のように左右の大脳半球をつないでいます．脳の矢状断図では，ひらがなの「つ」のようにみえる部分です．

③投射線維

大脳皮質と脳幹や小脳，脊髄を連絡します．身体各部からの知覚を中枢に伝達したり（上行性），大脳皮質からの命令を末梢に伝達する（下行性）役割を果たします．

大脳皮質の神経機能局在

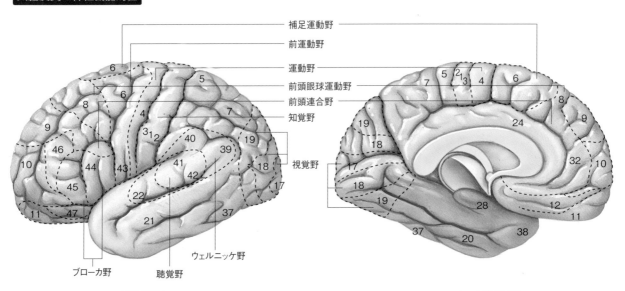

a　大脳外側面　　　　　　b　大脳内側面

■脳のはたらき

脳は運動，知覚，情動，意識，学習，記憶という機能をもっています．これらの機能を担当するのは，大脳，間脳，中脳，小脳，延髄といった脳の各専門部位，あるいはさらに小さく分けられた部位です．大脳ならば灰白質，つまり皮質にある運動野，知覚野という部分でそれぞれの役割をはたします．

このなかで直接に筋肉を動かしたり，知覚情報を受け取るのは**一次皮質野**とよばれます．この一次皮質野は，その機能により**一次運動野**と**一次知覚野**に分けられます．

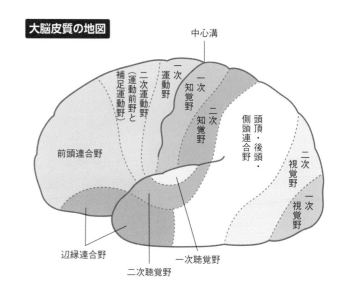

大脳皮質の地図

中心溝
二次運動野（運動前野と補足運動野）
一次運動野
一次知覚野
二次知覚野
頭頂・後頭・側頭連合野
前頭連合野
二次視覚野
一次視覚野
辺縁連合野
二次聴覚野
一次聴覚野

■一次運動野，二次運動野

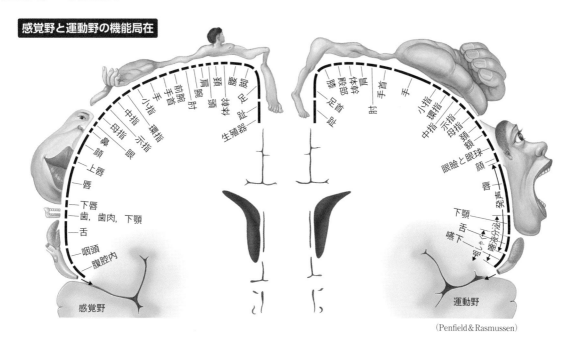

感覚野と運動野の機能局在

感覚野

運動野

(Penfield & Rasmussen)

①一次運動野

大脳皮質は，領域によっていろいろな機能を役割分担していることは前述しました．それぞれの役割領域を「野」といい，運動を担当するのは「運動野」，知覚を担当するのは「知覚野」，嗅覚は「嗅覚野」，聴覚は「聴覚野」というよびかたをします．

この一次運動野の大部分は，脳の中心溝の前にある中心前回

にあります．ここに随意運動を支配するすべての神経細胞（ニューロン）が存在し，脊髄を通り末梢までの身体各部に対応しています．

身体の運動を支配している各部位を皮質の上に図示すると奇妙な形をした"運動の小人"ができあがり，人間の身体のどの部分を大脳皮質のどの部分が支配しているかがわかります．この

図は，身体各部をそれに対応する皮質野の大きさに従って表示したものです．図のように，運動皮質野の広さは神経線維が分布する身体の部分の広さや大きさによるのではなく，身体のどこの部分の運動なのかによって決まります．

つまり複雑な動きをする手や指を支配する領域には広い皮質が与えられ，体幹の運動を支配する領域は手や指のそれよりは狭いのです．

②二次運動野

二次運動野は補足運動野ともよばれ，運動の際に二次運動野から一次運動野に指令が出ます．二次運動野は一次運動野を上位から支配し，間接的に運動を支配しているともいえます．

■一次知覚野，二次知覚野

①一次知覚野

一次知覚野のほとんどは中心溝の後ろの中心後回にあります．一次知覚野は身体各部の感覚を認識します．皮膚，筋，関節，内臓器官などの身体各部に分布する受容体からの刺激や興奮がすべてここに集まってきます．

身体の一部分を刺激すると，対応する大脳皮質に電気的な変化が生じます．一次運動野と同じように，知覚に関する身体の各部位を，それに対応する皮質野の部位と大きさに従って図示すると，やはり奇妙な形をした"感覚の小人"ができあがります

②二次知覚野

一次運動野と二次運動野の関係と同じく，一次知覚野は二次知覚野とつながっています．この二次知覚野には過去の感覚に関する経験が蓄積されています．例えば関節の位置，筋の状態（収縮しているか伸展しているか），また平衡覚などに変化があった場合，その新たな感覚の情報は，二次知覚野に蓄積されている過去の経験的情報と照合，比較，区別・識別，意味づけされます．

■連合野

一次皮質野の上位の中枢が連合野です．多くの皮質野（運動野，知覚野）が関係して，連絡・協調して一つの行動や行為を成し遂げているといえます．その行動や行為を成し遂げるまでの過程が複雑になればなるほど，より多くの皮質野が関係することになります．

個々の皮質野の情報は上位の中枢である連合野に伝達されます．この連合野に情報が集積され，まず感覚情報が解析されて，行動様式のプログラムができあがるといえます．

前述の二次運動野も二次知覚野もある意味で連合野です．大脳皮質の一次皮質野（一次運動野と一次知覚野）以外は，すべて連合野と理解すればよいでしょう．

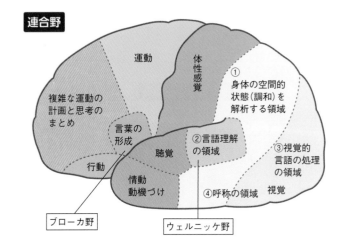

連合野

運動
体性感覚
複雑な運動の計画と思考のまとめ
①身体の空間的状態（調和）を解析する領域
言葉の形成
②言語理解の領域
聴覚
③視覚的言語の処理の領域
行動
情動動機づけ
④呼称の領域
視覚
ブローカ野
ウェルニッケ野

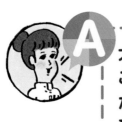

大脳皮質には，運動野，知覚野，連合野の3つの機能があります．これらから遠心性の神経線維を通じて身体の各部位に指令を出し，また身体の各部位からの情報は求心性の神経線維を通じて大脳皮質で受け取られます．さらに複雑な思考や運動を実行するためには連合野が機能します．

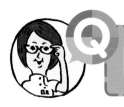

間脳の構造と役割は?

大脳(大脳白質)の下が間脳です. そして間脳の下が中脳となります. つまり**間脳**は大脳と中脳の間に位置しているといえます.

この間脳は**視床**や**視床下部**などからなり, 視床下部には漏斗を介して**下垂体**が垂れ下がっています. 視床下部と下垂体は内分泌器官としてもはたらいています(LESSON7 内分泌腺 p.81参照).

視床, 視床下部, 下垂体

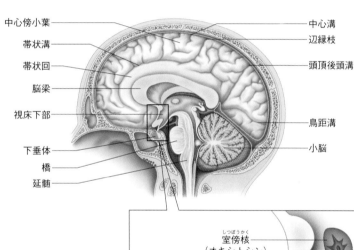

中心傍小葉 — 中心溝
帯状溝 — 辺縁枝
帯状回 — 頭頂後頭溝
脳梁
視床下部 — 鳥距溝
下垂体 — 小脳
橋
延髄

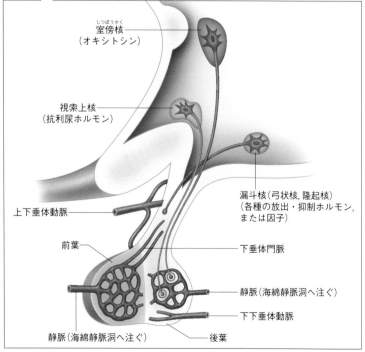

室傍核
（オキシトシン）

視索上核
（抗利尿ホルモン）

漏斗核(弓状核, 隆起核)
（各種の放出・抑制ホルモン,
または因子）

上下垂体動脈

前葉 — 下垂体門脈

静脈(海綿静脈洞へ注ぐ)

下下垂体動脈

静脈(海綿静脈洞へ注ぐ) — 後葉

■視床の構造と役割

　視床は灰白質からなります。体外・体内からの全ての感覚情報は上行路を通ってこの視床に集まります。その感覚情報は，視床で解析・統合処理され修飾が加えられます。

　視床は感覚情報の中継基地として，いわゆるフィルターの役割をしていて，生体にとって意味のある情報だけがそこを通過ができると考えられています。この視床のフィルター効果のおかげで大脳皮質は感覚情報の洪水から免れることができているのです。

　フィルターを通過した情報は，次に投射線維により視床から大脳皮質（知覚野）に伝達され，知覚として認識されます。一部は大脳辺縁系に送られます。視床には複数の核があります。

■視床下部の構造と役割

　視床下部は視床の下方に位置する場所です。視床下部は，ヒトの生命活動の中で身体の内的状態や精神的な状態を制御する中枢といえます。これらの制御は，神経機能（自律神経）と視床下部と下垂体の持つ内分泌機能（視床下部と下垂体は全身にホルモンを分泌している）とによって行われています。つまり視床下部は神経系と内分泌系をつなぐ大切な部位なのです。

　視床下部と下垂体は内分泌系の最上位の中枢で，さまざまな身体の内的状態を高度に特殊化された受容体を介して視床下部が調節しています。その機能は多岐にわたり，体温調節（温度受容器），体液の浸透圧や体液量の調節（浸透圧受容器），摂食や水飲み欲求の調節（空腹中枢，満腹中枢，渇中枢），循環器や消化管や膀胱の機能の調節（ホルモン受容体など）などが視床下部で行われています。

■下垂体の構造と役割

　下垂体は前葉と後葉に分けられます。前葉では視床下部からのホルモン刺激を受けて甲状腺刺激ホルモンや副腎皮質刺激ホルモンや性腺刺激ホルモンなどを分泌します。

　後葉からは抗利尿ホルモンとオキシトシンが分泌されます。視床下部で作られた抗利尿ホルモンとオキシトシンが神経線維を通って後葉に貯えられ，必要に応じて血中に分泌されます。

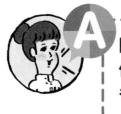

間脳は視床や視床下部などからなり，視床下部には漏斗を介して下垂体が垂れ下がっています。身体の各部位からの感覚情報を整理するとともに，身体の各部へのホルモンを分泌する中枢の役割を担っています。

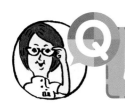

脳幹の構造と役割は?

脳の下部にある中脳, 橋, 延髄をあわせて「**脳幹**」とよびます.
脳幹は上行性および下行性の神経線維(白質)と神経細胞の集合
(灰白質)からなります.
　脳幹には生命維持に必要な機能が集まっています.

脳幹

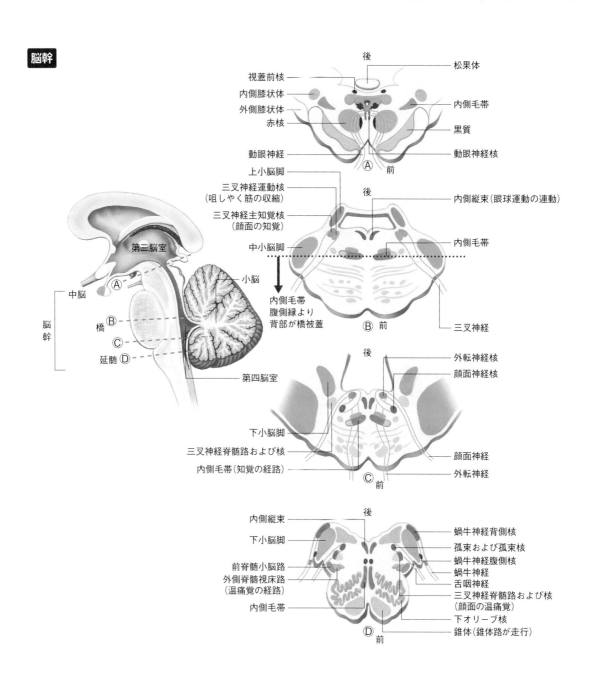

■中脳の構造と役割

中脳は解剖学的には間脳と橋の間に位置しますが，機能的には大脳と橋の間に位置するといえます.

中脳には，以下のような重要な領域があります.

①聴覚および視覚の反射中枢である**四丘体**(中脳蓋)
②大脳と小脳を連絡する投射線維や錐体路が通る**大脳脚**
③錐体外路系の神経核である**黒質**と**赤核**

このうち四丘体は松果体の下にあり，上丘・下丘が左右対になっている4つの丸みです. 大脳脚は，大脳への玄関のようなもので，大脳と視床，小脳，橋，延髄，脊髄の間で交わされる運動・感覚に関する情報の通路です. その通路の中には神経線維が固まっているところがあり，そのうちの黒質と赤核は，眼や内耳から得た感覚情報に基づき眼球，身体，体幹の運動を無意識のうちに調節します.

中脳は，上下に薄くまた幅の細い神経組織ですが，大脳と橋・延髄・脊髄，大脳と小脳，大脳と視床とを連絡している重要な部位です. 中脳は狭くて細い部位です. その部位に下行・上行の神経線維が密集して通っています. そのため，中脳の損傷は神経系の機能に重大な障害を及ぼします.

■橋の構造と役割

橋は小脳の前側，大脳と延髄の間に位置します. 脳を下からみると，橋が大脳-小脳-延髄を連結しています.

このように橋には脳神経の始まりになる多くの核と呼吸中枢があります.

■延髄の構造と役割

延髄は脳幹に属し頭蓋内で一番下にあり，脊髄に続いています.

延髄の白質(神経線維)の中には，脊髄からくる上行性の神経線維と，逆に脊髄へいく下行性の神経線維が通っています. 錐体路系の神経線維のほとんどが延髄で反対側に交叉します(錐体交叉).

延髄の灰白質(神経細胞)には，心臓血管中枢や呼吸中枢としてのはたらきをする部位があります. 体内のpH値，動脈血中の酸素分圧値，静・動脈血中の二酸化炭素分圧値などの情報が知覚神経を通して延髄に直接伝達されます. 心臓血管中枢や呼吸中枢はその情報をもとに心拍数や呼吸回数を調節します. これらの中枢に障害があると心停止や呼吸停止となり，生命にかかわってきます.

その他，延髄には生命活動に重要な嚥下中枢，嘔吐中枢，咳嗽の中枢，くしゃみの中枢などが存在します. これらの中枢は，必要な感覚情報を舌咽神経や迷走神経を介した自律神経から得てその機能を果たします.

■網様体の構造と役割は？

中脳-橋-延髄にいたるまでの脳幹のすべての領域にわたって神経細胞が散らばっている部位があります. ここでは神経細胞の間を走行している神経線維が網状にみえるので，**網様体**とよばれています.

網様体は，意識レベルや覚醒・睡眠の調節に重要な役割を果たしています.

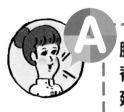

A 脳幹は，「中脳」「橋」「延髄」に区分されます. 中脳は大脳と橋・延髄・脊髄，大脳と小脳，大脳と視床とを連絡しています. 橋は大脳・小脳・延髄を連結し，脳神経の始まりになる多くの核と呼吸中枢があります. 延髄には嚥下中枢や嘔吐中枢，咳嗽中枢などの生命活動において重要な中枢があります.

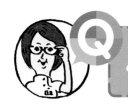

小脳の構造と役割は?

小脳は後頭蓋窩にあり,大脳の後頭葉の下にあります.小脳も大脳と同じように表面・皮質が灰白質で小脳皮質とよばれ,深部は白質であり神経線維で構成されています.

小脳は上行性および下行性の神経線維によって脊髄や中脳と交通していて,また橋を介して大脳や平衡器(前庭や蝸牛や内耳)と連絡しています.

小脳は運動を調節し身体の姿勢やバランスの保持,また運動を連続したものにし,その運動をスムーズにする役目を担っています.

■小脳と大脳基底核の関係

大脳(p.115)で解説したように,大脳深部,間脳,中脳に点在する大脳基底核は,運動がうまくいくようにプログラムをしていると考えられています.小脳は直接には筋肉を収縮させることはできませんが,連続した運動を行うように常に監視し修正を加えています.こうして身体の姿勢やバランスを保持しています.

そのため小脳は大脳の運動野と連絡し,身体各部からの平衡感覚に関する情報を受け取って,運動がスムーズにいくように調節しています.

小脳は,運動の時間的調節と1つの動作から次の動作への切り替えに,重要な役割をはたしています.スムーズな運動を可能にし,大脳基底核は動かす筋の組み合わせや動きの順番を計画し,複雑な筋の動きをコントロールしているのです.

 小脳

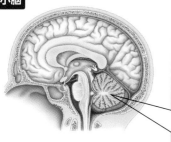

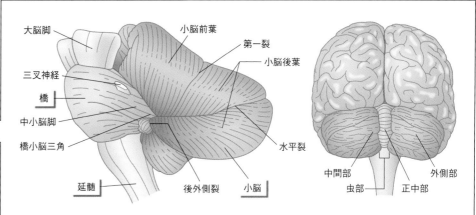

大脳脚 / 三叉神経 / 橋 / 中小脳脚 / 橋小脳三角 / 延髄 / 後外側裂 / 小脳 / 小脳前葉 / 第一裂 / 小脳後葉 / 水平裂 / 中間部 / 虫部 / 外側部 / 正中部

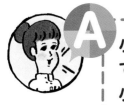

小脳は上行性・下行性の神経線維で脊髄や中脳と交通し,橋を介して大脳や平衡器と連絡します.
小脳は運動を調節する役割を担っています.

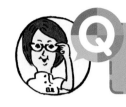

③ 頭蓋骨について説明しよう!

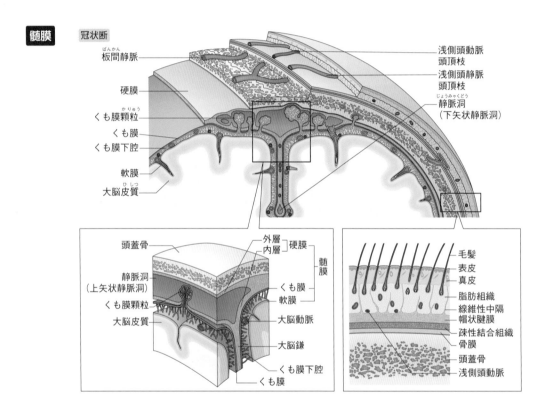

髄膜

冠状断

板間静脈
硬膜
くも膜顆粒
くも膜
くも膜下腔
軟膜
大脳皮質

浅側頭動脈
頭頂枝
浅側頭静脈
頭頂枝
静脈洞
（下矢状静脈洞）

頭蓋骨
静脈洞
（上矢状静脈洞）
くも膜顆粒
大脳皮質

外層
内層 硬膜
くも膜
軟膜
髄膜
大脳動脈
大脳鎌
くも膜下腔
くも膜

毛髪
表皮
真皮
脂肪組織
線維性中隔
帽状腱膜
疎性結合組織
骨膜
頭蓋骨
浅側頭動脈

脳の一番外側は，頭蓋骨という硬い骨に包まれています．
ただ脳は頭蓋骨と直接接しているわけではなく，外から硬膜，くも膜，軟膜（脳の表面を覆う薄い膜）という三重の膜に保護さ

れています．硬膜，くも膜は脳と脊髄では一体となっており，骨髄液は脳膜の**脈絡叢**という毛細血管のかたまりなどで生成され，脳と脊髄を循環しています．

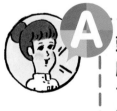

A 頭蓋骨の表面は5層（皮膚，結合組織，帽状腱膜，疎性結合組織，骨膜）からなり，内側は硬膜，くも膜，軟膜の3層を経て，脳へと続きます．主要な動静脈はくも膜下腔を走行しており，くも膜下腔は脳脊髄液で満たされ，脳実質内の脳質系とつながります．

④ 脊髄について説明しよう!

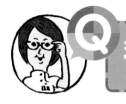

脊髄の構造と役割は?

延髄から続くのが脊髄で,頭部より**頸髄,胸髄,腰髄,仙髄,尾髄**とよばれます.

脊髄の構造を横断面でみると,大脳とは反対に内側に灰白質,外側に白質があります.この白質内を上行性および下行性の神経線維が走っていて,大脳から脊髄神経へ,逆に脊髄神経から大脳へ情報が伝わっていきます.

脊髄の灰白質は情報・興奮を中継する**神経細胞の細胞体**よりなっています.上述の上行性および下行性の神経線維は,この灰白質の神経細胞に情報・興奮をバトンタッチします.

灰白質にはこのほかに指令を発する神経細胞もあり,反射によって生命にとって重要な運動(危険からの逃避)が即座に行えるようになっています.

■脊髄の形態

脊髄は延髄からの続きで大後頭孔の高さから始まり,太さ1cmほどの細長い円柱状をしていて,その入れ物ともいえる脊柱管を下行して第1〜2腰椎の高さで終わります.この脊髄の終端を脊髄円錐とよびますが,これは胎児期の成長過程では脊柱はどんどん成長するのに比較して,脊髄の成長は遅れます.そのため脊髄円錐以下の神経はそれぞれの出入り口のある椎骨まで馬の尻尾のように長く伸びるようになるのです.ここから先を馬尾とよびます.

脊髄では,全長にわたって両側からほぼ等間隔に**神経根**(前根と後根)が出ています.前根と後根はそれぞれの高さで融合して合計**31対の脊髄神経**となります.神経根が出る場所によって脊髄は31個の分節に分けられます.

脊髄の各分節にはそれぞれの反射および指令中枢があります.脊髄は**頸髄**(C_1-C_8),**胸髄**(T_1-T_{12}),**腰髄**(L_1-L_5),**仙髄**(S_1-S_5),**尾髄**(1〜3分節)に区分され,それぞれに記号がつけられています.

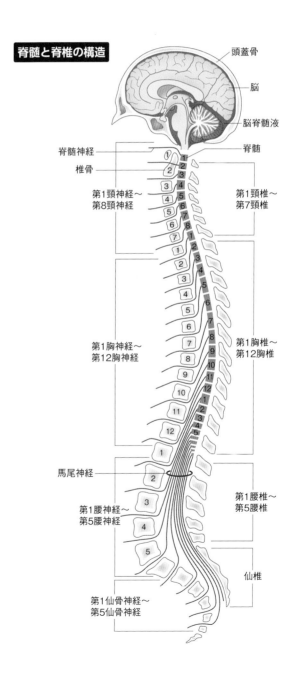

脊髄と脊椎の構造

頭蓋骨
脳
脳脊髄液
脊髄神経
脊髄
椎骨
第1頸神経〜第8頸神経
第1頸椎〜第7頸椎
第1胸神経〜第12胸神経
第1胸椎〜第12胸椎
馬尾神経
第1腰神経〜第5腰神経
第1腰椎〜第5腰椎
仙椎
第1仙骨神経〜第5仙骨神経

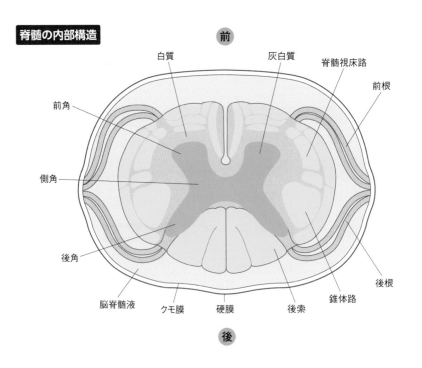

脊髄の内部構造

前

白質　　灰白質　　脊髄視床路

前根

前角

側角

後角

後根

脳脊髄液　　クモ膜　　硬膜　　後索　　錐体路

後

■脊髄の内部構造

　脊髄の中には神経細胞を含む灰白質があり，横断面では蝶が羽を広げたようにみえます．その灰白質のまわりに白質があり，そこを上行性および下行性神経線維が走っています．灰白質の突出部は角とよばれ，角には前角，後角，側角があります．

前角：運動神経細胞が存在します．その神経線維（軸索）が脊髄神経となって骨格筋に分布します．

後角：ここにある神経細胞に向かって脊髄外から脊髄神経の後根を通って感覚神経線維が入ってきます．末梢からの感覚情報はこの感覚神経線維を通って後角にある神経細胞まで伝達されます．

側角：自律神経系に属する遠心性（神経情報が末梢にいく）と求心性（神経情報が末梢からくる）の神経細胞が存在します．遠心性神経細胞の神経線維（軸索）は前角の運動神経細胞と同様に前根を通って脊髄を出ますが，脊柱管を出ると脊髄神経から分離して交感神経幹に合流します．

　白質は前正中裂と後正中溝で左右の2つに分けられます．前正中裂と前根の間を前索，前根と後根の間は側索，後根と後正中溝の間を後索とよびます．

　それぞれの索には上行性および下行性の神経線維が走っています．錐体路は主に側索を通っています．

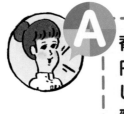

A 脊髄は延髄に始まり，第1腰椎（L_1）または第2腰椎（L_2）の高さで脊髄円錐となって終了します．それぞれの脊髄レベルで前根，後根に分岐し，両根が合わさって脊髄神経を形成します．
頸神経は8対，胸神経12対，腰神経5対，仙骨神経5対，尾神経1対の合計31対あります．

❺ 末梢神経系について説明しよう!

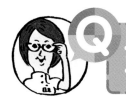

Q 末梢神経系とは何ですか?

■12対の脳神経

　見る・聞く・触れるなどの情報を脳に伝えたり，脳からの指令を手足などに伝える役割を担っている神経を「**末梢神経系**」といいます.

　末梢神経には，12対の脳神経（第Ⅰ～Ⅻ），31対の脊髄神経があり，脳神経と脊髄神経の両者を「**体性神経系**」といいます.

　さらにこれに加え，不随意な機能を制御する「**自律神経系**」があります.

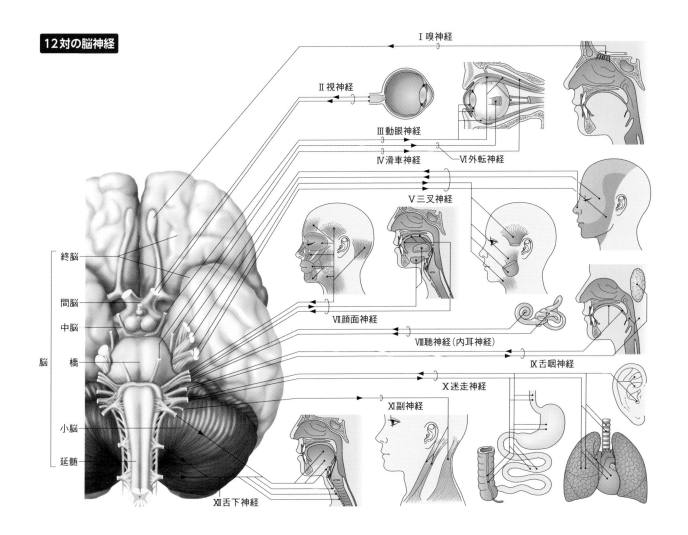

12対の脳神経

Ⅰ 嗅神経
Ⅱ 視神経
Ⅲ 動眼神経
Ⅳ 滑車神経
Ⅵ 外転神経
Ⅴ 三叉神経
Ⅶ 顔面神経
Ⅷ 聴神経（内耳神経）
Ⅸ 舌咽神経
Ⅹ 迷走神経
Ⅺ 副神経
Ⅻ 舌下神経

終脳
間脳
中脳
橋
小脳
延髄
脳

嗅神経（Ⅰ）	鼻の粘膜にある嗅細胞がとらえた臭いの情報は嗅球に伝えられる．嗅球に伝えられた情報は球索を通って同側の前頭葉下面や側頭葉（大脳辺縁系）に伝えられる．厳密な意味での嗅神経は嗅細胞を指す．同側の前頭葉下面や側頭葉に障害があると同側の嗅覚消失をきたす．幻嗅というかたちで出現することもある．
視神経（Ⅱ）	網膜に達した光は網膜の視細胞で電気信号に変換され，視神経から脳の視覚中枢に伝えられる．2つの視神経は視交叉とよばれる部分で交わり，ここで視神経は2本ずつに分かれてそれぞれ1本が反対側に交叉する．そのため，眼や視覚路のどこが傷害されているかによって視力障害，視野障害のタイプが異なる．
動眼神経（Ⅲ）	動眼神経を通して，開眼や眼球を動かす．したがって，動眼神経麻痺により開眼できなくなり眼瞼下垂になる．また眼球運動に障害が出現する．瞳孔が縮瞳できなくなり散瞳状態になる．
滑車神経（Ⅳ）	一次運動野から情報は錐体路（皮質延髄路）を通って，反対側の中脳の滑車神経核に行き，次に滑車神経核から滑車神経を通って外眼筋に行く．滑車神経は眼球を下内方に動かす．したがって，滑車神経麻痺により眼球が上外方を向くようになる．滑車神経麻痺では階段を降りるのが困難になる．
外転神経（Ⅵ）	一次運動野から情報は錐体路（皮質延髄路）を通って，反対側の延髄の外転神経核に行き，次に外転神経核から外転神経を通って外眼筋に行く．外転神経は眼球を外側に動かす．したがって，外転神経麻痺により眼球が内側を向くようになる．動眼神経麻痺，滑車神経麻痺，外転神経麻痺では，眼筋麻痺によりものが二重に見える複視が出現する．
三叉神経（Ⅴ）	三叉神経は，顔面の知覚と咀嚼筋の運動を司る混合神経である． **知覚**：顔面からの知覚情報は三叉神経を通って橋にある三叉神経主知覚核と三叉神経脊髄路核に行く．次にここで線維を変え反対側に交叉して視床を通り一次知覚野に行く．障害があると顔面の感覚麻痺が生じる． **運動**：一次運動野から情報は錐体路（皮質延髄路）を通って，反対側の三叉神経運動核に行き，次に三叉神経運動核から三叉神経を通って咀嚼筋に行く．障害で咀嚼筋麻痺が生じる．咀嚼筋麻痺が生じると下顎は麻痺側に歪み，健側に動かすことができなくなる．
顔面神経（Ⅶ）	顔面神経は，舌前部2/3の味覚と顔面筋の運動を司る混合神経である． **知覚**：舌前部2/3の味覚情報は舌神経を通って膝神経節を経て顔面神経核へ行き，ここで線維を変え反対側に交叉して視床を通り一次知覚野に行く．障害があると舌前部2/3の味覚麻痺が生じる． **運動**：一次運動野から情報は錐体路（皮質延髄路）を通って，反対側の顔面神経核に行き，次に顔面神経核から顔面神経を通って上顔面筋（前頭筋，眼輪筋），下顔面筋（口輪筋，広頸筋）に行く．障害で顔面筋麻痺が生じる．顔面筋麻痺が生じると，上方視で額にシワが寄らなくなり，眼瞼を閉じることができなくなる．また，口で「イー」を発音する形にしても口角が持ち上がらずダラリとなり，鼻唇口が浅くなり，多くの場合よだれを垂らすようになる．
内耳神経（Ⅷ）	内耳神経は聴覚や平衡感覚の情報を中枢に送る知覚神経である．内耳神経は蝸牛神経と前庭神経よりなる． **蝸牛神経**：前庭窓より入ってきた音情報は蝸牛管を通じて蝸牛神経に伝えられる．蝸牛神経に伝えられた音情報は同側の延髄にある内耳神経核（蝸牛神経核）まで行き，両側の一次聴覚野に行く． 障害で難聴が生じる．内耳神経核の間の障害で生じる難聴と内耳の障害で生じる難聴を感音性難聴とよぶ．それに対し外耳および中耳の障害で生じる難聴を伝音性難聴とよぶ． **前庭神経**：三半器官と前庭器官からの平衡感覚に関する情報は前庭神経に伝えられる．前庭神経に伝えられた平衡感覚に関する情報は同側の延髄にある内耳神経核（前庭神経核）から脊髄，小脳，中脳，視床へ行く．障害でめまいや眼振や平衡障害が生じる．
舌咽神経（Ⅸ）	舌咽神経は舌後部1/3の味覚と咽頭，軟口蓋などの知覚と咽頭の筋の運動と唾液腺（耳下腺）の分泌を司る混合神経である．味覚も含めた知覚情報は舌咽神経を通って同側の延髄へ行き，両側の大脳皮質へ行く．障害で知覚・味覚障害が出現する．
迷走神経（Ⅹ）	迷走神経は外耳道，咽頭，喉頭の知覚と運動を司る混合神経である．同時に頸部や胸部や腹部の腹部の臓器に分布する副交感神経線維も含んでいる．迷走神経の神経走行は舌咽神経とほぼ同じである．迷走神経の運動枝は咽頭と軟口蓋の筋肉を支配し嚥下運動の中心的役割を果す．迷走神経の枝の一つである反回神経は，喉頭筋（声帯）を支配し発声に関与している．したがって，迷走神経の麻痺により嚥下障害，嗄声が出現する
副神経（Ⅺ）	副神経は胸鎖乳突筋，僧帽筋の運動を司る運動神経である．一次運動野から情報は錐体路（皮質延髄路）を通って，反対側の延髄にある疑核および頸髄にある副神経核に行き，次に副神経核からは副神経をへて胸鎖乳突筋，僧帽筋に行く．疑核から出た線維は迷走神経とほぼ同じ走行をし，そのはたらきも迷走神経とほぼ同じである．一次運動野—錐体路（皮質延髄路）—副神経核—副神経—胸鎖乳突筋，僧帽筋間に障害があると副神経麻痺が生じる．
舌下神経（Ⅻ）	舌下神経は舌の運動を司る運動神経である．一次運動野から情報は錐体路（皮質延髄路）を通って，反対側の舌下神経核に行き，次に舌下神経核から舌下神経を通って舌の運動に関わる筋に行く．この舌下神経核には三叉神経核や孤束核からの球心性の線維も入っており，嚥下，咀嚼に関する情報を提供している．一次運動野—錐体路—舌下神経核—舌下神経—舌の運動に関わる筋の間に障害があると舌下神経麻痺が生じる．一次運動野—錐体路—舌下神経核間の中枢性の障害では舌を前に出させると舌は健側へ偏り，それに対し舌下神経核—舌下神経—舌の運動に関わる筋の間の末梢性の障害では患側に偏る．

■31対の脊髄神経

脊髄神経は，末梢の運動をつかさどる下行性神経と，末梢からの知覚が脳に送られる上行性神経が混合している末梢神経です．

脊髄は，椎骨が縦につながった脊柱の中を通っていき，脊髄神経は椎骨の椎管孔を通って脊髄に連絡してつながっています．脊髄は，椎骨が脊椎，胸椎，腰椎，仙骨，尾骨に分けられるのと同じように区分されます．

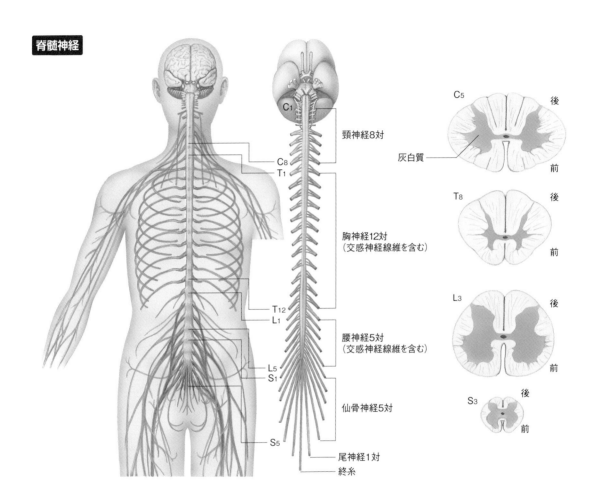

脊髄神経

頸神経8対

頸神経12対
（交感神経線維を含む）

腰神経5対
（交感神経線維を含む）

仙骨神経5対

尾神経1対

終糸

灰白質

■皮膚分節（デルマトーム）

T₂という椎骨から出た神経は，T₂の骨がある鎖骨より少し下の部分に分布し，T₃はその下の部分というように，体表面の神経分布は椎骨と同じ高さの皮膚に分布していきます．このような神経の分布を皮膚の上に表したものを**皮膚分節（デルマトーム）**といいます．

1つの皮膚分節は，1つの脊髄神経根から伸びている感覚神経が支配する領域です（感覚神経は，触感，痛み，温度，振動などの情報を皮膚から脊髄に伝えます）．

脊髄神経根は対になっていて，各対の1つずつが体の右側と左側に対応し，全部で31対あることは前述しました．7個の頸椎に対して8対の感覚神経根，12個の胸椎，5個の腰椎，5個の仙椎のそれぞれに1対の脊髄神経根が対応しています．さらに，脊髄の下端に1対の尾骨神経根があり，これは尾骨周囲の皮膚の狭い範囲を支配しています．これらそれぞれの神経根に対応して皮膚分節があります．

ある皮膚分節における感覚情報は，感覚神経線維によって対応する椎骨の脊髄神経根に伝えられるしくみです．たとえば，太もも後ろ側の帯状の領域における皮膚の感覚情報は，感覚神経線維によって第2仙椎（S₂）の神経根に伝えられます．

デルマトーム

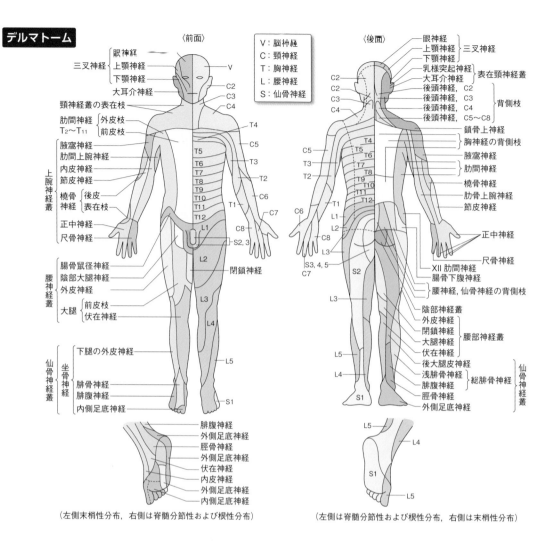

V：脳神経	
C：頸神経	
T：胸神経	
L：腰神経	
S：仙骨神経	

〈前面〉

眼神経
三叉神経 〔 上顎神経
下顎神経
大耳介神経
頸神経叢の表在枝
肋間神経 〔 外皮枝
T2～T11 〔 前皮枝
腋窩神経
肋間上腕神経
内皮神経
節皮神経
橈骨神経 〔 後皮
表在枝
正中神経
尺骨神経
腸骨鼠径神経
陰部大腿神経
外皮神経
大腿 〔 前皮枝
伏在神経
下腿の外皮神経
腓骨神経
腓腹神経
内側足底神経

上腕神経叢
腰神経叢
仙骨神経叢 〔 坐骨神経

腓腹神経
外側足底神経
脛骨神経
外側足底神経
伏在神経
内皮神経
外側足底神経
内側足底神経

（左側は末梢性分布，右側は脊髄分節性および根性分布）

〈後面〉

眼神経
上顎神経 〔 三叉神経
下顎神経
乳様突起神経
大耳介神経 〔 表在頸神経叢
後頭神経，C2
後頭神経，C3
後頭神経，C4 〔 背側枝
後頭神経，C5～C8
鎖骨上神経
胸神経の背側枝
腋窩神経
肋間神経
橈骨神経
肋骨上腕神経
節皮神経
正中神経
尺骨神経
XII 肋間神経
腸骨下腹神経
腰神経，仙骨神経の背側枝
陰部神経叢
外皮神経
閉鎖神経 〔 腰部神経叢
大腿神経
伏在神経
後大腿皮神経
浅腓骨神経 〔 総腓骨神経 〔 仙骨神経叢
腓腹神経
脛骨神経
外側足底神経

（左側は脊髄分節性および根性分布，右側は末梢性分布）

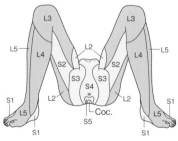

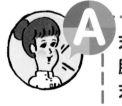

末梢神経は，感覚（見る，聞く，触れるなど）の情報を脳に伝えたり，脳からの指令を手や足などに伝える役割を担います．
末梢神経は12対の脳神経，31対の脊髄神経があり，この両者を「体性神経系」といいます．

6 自律神経系について説明しよう!

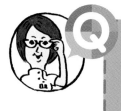

Q 自律神経系とは どのようなものですか?

自律神経系は, 呼吸, 循環, 消化, 代謝, 内分泌, 体液の保持, 体液の恒常性の維持など生命にとって重要な機能を制御している神経系です.

この制御機構は, 無意識のうちにはたらいているので, 自らの意思で意識的に変えることはできません. 発汗, 発熱, 感情の動き, 排便や排尿なども自律神経系の支配下です.

■交感神経と副交感神経のはたらき

自律神経系には「**交感神経**」と「**副交感神経**」とがあります. 1つの臓器, 器官に対して交感神経と副交感神経の両方がきています. ほとんどの場合, 両者はその臓器, 器官に対して逆の作用を発揮します. いわば, 交感神経は「緊張とストレス」を臓器, 器官に与え, 副交感神経は「リラックス」を与えます.

一般に交感神経は, 肉体的活動を刺激, 鼓舞します. 肉体的活動とは, 肉体労働そのもので, 直面するストレスに立ち向かうことです. 交感神経緊張にはアドレナリンが関与しています. 交感神経が外界への発散(カタルシス)にかかわっているともいえます.

交感神経が外への発散であるのに対して, 副交感神経は, 食事, 消化, 排泄といった身体の内部機能に優位な支配力をもっています. 内への発散ともいえましょう.

交感神経と副交感神経の両方が共同で作用して身体を通常の状態に維持しています. 交感神経と副交感神経の活動により, 自律神経は**ホメオスタシス(生体の恒常性)**に貢献しているといえます.

■表1 交感神経と副交感神経のはたらき

支配器官		交感神経系	副交感神経系
眼	瞳孔	散大	収縮
	毛様体筋	弛緩	収縮
	涙腺	分泌	分泌
心臓	心筋	心拍数増加	心拍数減少
	冠動脈	拡張	収縮
血管系	腹部血管	収縮	拡張
	筋肉血管	拡張 (コリン作動性)	拡張
	皮膚血管	収縮	拡張
肺	気管支	平滑筋弛緩 (気管支拡張)	平滑筋収縮 (気管支収縮)
	血管	収縮または拡張	収縮

支配器官		交感神経系	副交感神経系
胃腸の腺		分布血管の収縮・分泌抑制	分布血管の拡張・分泌亢進
腸	腸管	蠕動運動減少	蠕動運動亢進
	括約筋	収縮	弛緩
肝臓		グリコーゲン分解,グルコース放出	グリコーゲン・中性脂肪合成促進
腎臓		レニン分泌増加,尿分泌低下	正常
汗腺		緊張性発汗(局所的)	全般的発汗
膀胱	膀胱壁	弛緩	収縮
	膀胱括約筋	収縮	弛緩

■自律神経系とその支配

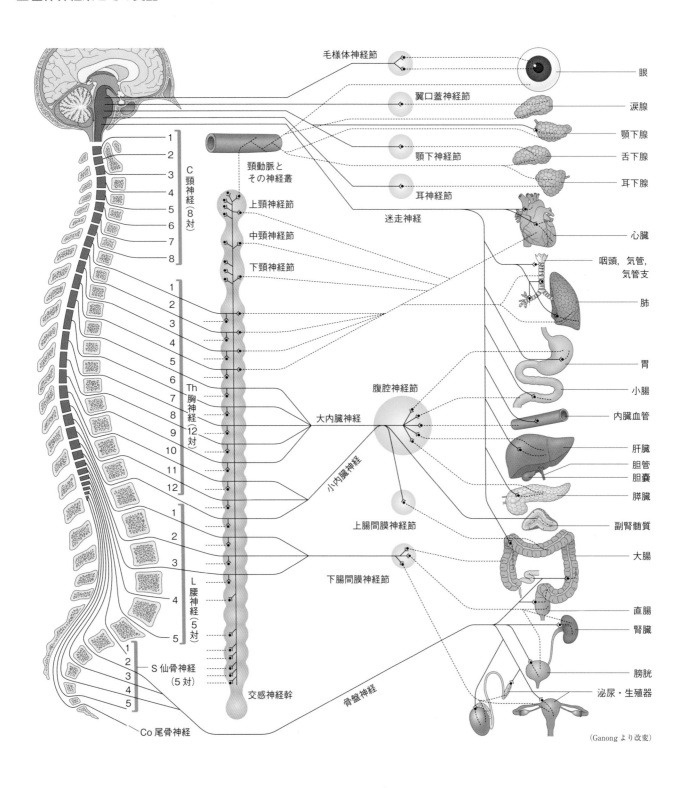

毛様体神経節 — 眼
翼口蓋神経節 — 涙腺
顎下神経節 — 顎下腺
舌下腺
耳神経節 — 耳下腺

頸動脈と
その神経叢

C 頸神経(8対)
1
2
3
4
5
6
7
8

上頸神経節
中頸神経節
下頸神経節

迷走神経

Th 胸神経(12対)
1
2
3
4
5
6
7
8
9
10
11
12

大内臓神経
小内臓神経
腹腔神経節

心臓
咽頭, 気管, 気管支
肺
胃
小腸
内臓血管
肝臓
胆管
胆嚢
膵臓
副腎髄質

L 腰神経(5対)
1
2
3
4
5

上腸間膜神経節
下腸間膜神経節

大腸
直腸
腎臓
膀胱
泌尿・生殖器

S 仙骨神経(5対)
1
2
3
4
5

交感神経幹
骨盤神経

Co 尾骨神経

(Ganong より改変)

自律神経系の支配する臓器・器官や機構・機能には，涙腺，瞳孔，唾液腺，気管(呼吸)，心臓，血管，胃，腸管，副腎，膀胱，生殖器，体温調節などがあります．

これらに指令を送る大もとを(自律神経系の)中枢といいますが，呼吸，心臓，血管の制御中枢は脳幹にあり，腸管，膀胱，生殖器の機能の制御中枢は脊髄にあります．

体温調節などの高次で複雑な機能の調節中枢は，間脳や大脳皮質にあります．

●伝達経路

交感神経と副交感神経では,各臓器への伝達経路が違います．

交感神経は脊髄を出るとすぐに神経細胞のかたまりである神経節をつくり，そこからそれぞれの臓器に向かいます．1つひとつの神経節は椎骨に沿って縦にもつながっていますが，これを「交感神経幹」といいます．

この交感神経幹を出た神経は，腹部では腹腔神経叢，上腸間膜動脈神経叢，下腸間膜動脈神経叢という神経のかたまりをつくり，胃，肝臓，腎臓，腸などに連絡してつながっています．

副交感神経は交感神経の経路とは異なり，一部の脳神経を通って伝達されます．この神経の中の迷走神経は腹部にある臓器のほとんどに向かう重要な神経です．この迷走神経は腹腔神経叢，上腸間膜動脈神経叢などの神経細胞のかたまりからそれぞれの臓器に連絡してつながっています．

それ以外の下行結腸，直腸，膀胱，生殖器には，脊髄から直接出ている骨盤内臓神経が担当することになります．

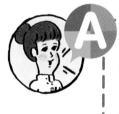

自律神経系は，呼吸や循環，消化，代謝，内分泌，体液の保持や恒常性の維持など生命にとって欠かせない機能を制御しています．自律神経系には身体に緊張とストレスを与える「交感神経」，身体の内部機能にリラックスを与える「副交感神経」があります．

MEMO

引用・参考文献

1) 竹田津文俊：基礎からわかる解剖学．ナツメ社，2009．

2) 竹田津文俊：説明できる病態生理，学研メディカル秀潤社，2019．

3) 稲田英一監：呼吸・循環イラストレイテッド　病態生理とアセスメント．学研メディカル秀潤社，2010．

4) 落合慈之監，石原照夫編：呼吸器疾患ビジュアルブック．2011．

5) 落合慈之監，山﨑正雄・柴田講編：循環器疾患ビジュアルブック第2版．2017．

6) 消化・吸収・排泄イラストレイテッド　病態生理とアセスメント．学研メディカル秀潤社，2010．

7) 落合慈之監，針原康・小西敏郎・松橋信行編：消化器疾患ビジュアルブック第2版．学研メディカル秀潤社，2014．

8) 落合慈之監，渋谷祐子・志賀淑之編：腎・泌尿器疾患ビジュアルブック第2版．学研メディカル秀潤社，2017．

9) 松谷雅生・藤巻高光監：脳・神経・脊髄イラストレイテッド　病態生理とアセスメント．学研メディカル秀潤社，2010．

10) 落合慈之監，林道夫・渋谷祐子編：糖尿病・代謝・栄養疾患ビジュアルブック．学研メディカル秀潤社，2010．

11) 落合慈之監，下出真法編：整形外科疾患ビジュアルブック第2版．学研メディカル秀潤社，2018．

12) 窪田誠・安部正敏監：骨・筋肉・皮膚イラストレイテッド　病態生理とアセスメント．学研メディカル秀潤社，2011．

13) Nursing Canvas編集室編：生体機能の調節に欠かせないホルモンがよくわかる．Nursing Canvas，4(11)：12-31，2016．

14) 落合慈之監，森田明夫・吉澤利弘編：脳神経疾患ビジュアルブック．学研メディカル秀潤社，2009．

15) 竹尾恵子監：看護技術プラクティス改訂第4版．学研メディカル秀潤社，2019．

16) 高木永子監：看護過程に沿った対症看護　病態生理と看護のポイント第5版．学研メディカル秀潤社，2018．

説明できる
解剖生理
索引

説明できる　解剖生理

2020年8月5日　　初　版　第1刷発行

編　著　　　たけた　づふみとし
　　　　　　竹田津文俊
発行人　　　影山　博之
編集人　　　小袋　朋子
発行所　　　株式会社 学研メディカル秀潤社
　　　　　　〒141-8414 東京都品川区西五反田 2-11-8
発売元　　　株式会社 学研プラス
　　　　　　〒141-8415 東京都品川区西五反田 2-11-8

印刷・製本　凸版印刷株式会社

この本に関する各種お問い合わせ先
【電話の場合】
● 編集内容については Tel 03-6431-1237(編集部直通)
● 在庫については Tel 03-6431-1234(営業部)
● 不良品(落丁, 乱丁)については Tel 0570-000577
　学研業務センター
　〒354-0045 埼玉県入間郡三芳町上富 279-1
● 上記以外のお問い合わせは
　学研グループ総合案内 0570-056-710(ナビダイヤル)
【文書の場合】
● 〒141-8418　東京都品川区西五反田 2-11-8
　　学研お客様センター『説明できる　解剖生理』係